五谷杂粮
速查手册

甘智荣◎主编

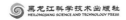
黑龙江科学技术出版社
HEILONGJIANG SCIENCE AND TECHNOLOGY PRESS

图书在版编目（CIP）数据

五谷杂粮速查手册 / 甘智荣主编 . -- 哈尔滨：黑
龙江科学技术出版社，2018.7
（厨事速查）
ISBN 978-7-5388-9654-1

Ⅰ . ①五… Ⅱ . ①甘… Ⅲ . ①杂粮－食品营养－手册
Ⅳ . ① R151.3-62

中国版本图书馆 CIP 数据核字 (2018) 第 062319 号

五 谷 杂 粮 速 查 手 册
WUGU ZALIANG SUCHA SHOUCE

作　　者	甘智荣
项目总监	薛方闻
责任编辑	项力福
策　　划	深圳市金版文化发展股份有限公司
封面设计	深圳市金版文化发展股份有限公司
出　　版	黑龙江科学技术出版社
	地址：哈尔滨市南岗区公安街 70-2 号　邮编：150007
	电话：（0451）53642106　传真：（0451）53642143
	网址：www.lkcbs.cn
发　　行	全国新华书店
印　　刷	深圳市雅佳图印刷有限公司
开　　本	685 mm×920 mm　1/16
印　　张	13
字　　数	180 千字
版　　次	2018 年 7 月第 1 版
印　　次	2018 年 7 月第 1 次印刷
书　　号	ISBN 978-7-5388-9654-1
定　　价	39.80 元

Contents

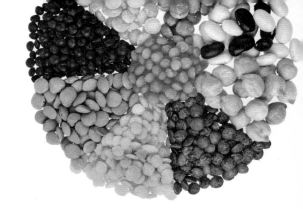

PART ❶ 五谷杂粮知多少

PART ❷ 谷物类

PART ❹ **坚果类**

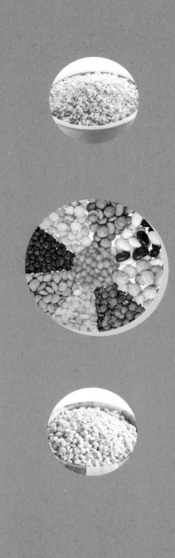

PART 1

五 谷 杂 粮 知 多 少

养生风尚的兴起，让人们对五谷杂粮极为注重，十米粥、杂粮饭，越来越多的杂粮美味纷纷登上了曾经充斥着大鱼大肉的餐桌。五谷杂粮，是我们从出生就赖以维持生存的食物。那么，关于五谷杂粮的营养、健康吃法、注意事项等，大家知道多少呢？

多吃五谷杂粮的5大好处

现代人饮食过于精致，这样容易导致疾病的发生，如患肥胖、糖尿病、高血压、心脏病、癌症等病的人日益增加。专家纷纷建议，应该减少精致饮食并提高粗食比例。因此，增加五谷杂粮的摄取，已成为改善饮食及维持健康的首选。

我们习惯地将大米和面粉以外的粮食称作杂粮，所以五谷杂粮也泛指粮食作物。现在，让我们好好认识一下祖先们钟爱的五谷杂粮的好处吧！

1.让你更漂亮

五谷杂粮中富含的维生素A，可保持皮肤和黏膜的健康；维生素B_2，能够预防痤疮；维生素E则能预防衰老和皮肤干燥。其他成分，如挥发油、亚麻油酸，可滋润皮肤，使其光滑细致；胱氨酸等能让秀发乌黑亮丽；而不饱和脂肪酸可减少堆积在体内的胆固醇，促进新陈代谢，使头发快速生长，预防脱发等。

2.让你更健康

五谷杂粮是人类的主食，不仅能为你一整天的活动提供能量，它们所蕴含的丰富营养还有预防、改善疾病的功效。如所含的不饱和脂肪酸可软化血管，减少心血管疾病的发生；其所含的大量膳食纤维，能降低血糖，对糖尿病患者有极大的帮助。

3.让你更苗条

五谷杂粮中含有B族维生素，B族维生素可以帮助脂肪"燃烧"；五谷杂粮富含的膳食纤维，能促进肠胃蠕动及消化液分泌，可促使体内废物排出，有益于瘦身。

4.帮你清除体内毒素

五谷杂粮中含有的镁和铁可增加身体能量，且可加速体内废物的代谢。五谷杂粮中丰富的膳食纤维在肠管内不会被消化，还可吸附水分，推动食物残渣或毒素在肠管内运动，进而排出体外，以达到排毒的效果；五谷杂粮中含有的维生素E则可帮助血液循环，加强排毒作用。

5.预防癌症的侵袭

豆类食品中富含的氨基酸和B族维生素等，常吃可预防肿瘤病变；豆类食品中的维生素A有助于人体内细胞正常分裂，预防癌细胞形成，并可帮助免疫系统反应，帮助制造抗生素；豆类食品中的膳食纤维，可缩短废物在肠管中停留的时间，以减少致癌物质和肠管黏膜接触的时间。

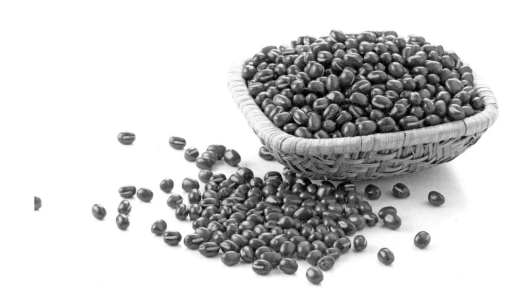

五类人不宜吃五谷杂粮

吃五谷杂粮好处多，但是，这并不表示可以随便吃。谁来吃、怎么吃，都是有科学依据的。那么，到底哪些人不可以随便吃呢？

1.消化能力差的人

消化有问题的人，例如胃溃疡、十二指肠溃疡患者不适合吃五谷杂粮，因为这些食材较粗糙，跟胃肠发生物理摩擦，会造成伤口疼痛。容易胀气的人，吃多了也不舒服。

2.贫血、缺钙的人

谷物的植酸、草酸含量高，会抑制钙质，尤其抑制铁质的吸收，所以缺钙、贫血的人更要科学地食用五谷杂粮。

3.肾脏病患者

肾脏病患者需要吃精致大米。因为五谷杂粮的蛋白质、钾、磷含量偏高，当成主食容易吃多，患者身体无法耐受。

4.糖尿病患者

糖尿病患者要控制淀粉的摄取量，如果吃五谷杂粮，就需控制分量。

5.痛风病患者

痛风病患者吃多了豆类，会引起尿酸增高，因此他们的豆类摄取量要低。

五谷杂粮中的"四性五味"

古代医学家认为"药食同源"，许多食物同为药物，它们之间并没有绝对的分界线。古代医学家还将重要的"四性""五味"理论运用到了食物之中，认为食物也有改善、治疗疾病的功效。下面，就让我们了解一下五谷杂粮的性、味吧。

1.五谷杂粮的"四性"

"四性"是根据食物吃完后对身体所产生的作用来决定的。大体而言，寒凉性的五谷杂粮能减轻或消除体内热象，清热解渴、祛除烦躁；而吃完后可消除或减轻身体寒象的，就归于温热性。而所谓寒、凉，或是温、热的差别，都只是程度上的差距而已，寒性程度较轻就是凉，温热也是如此。

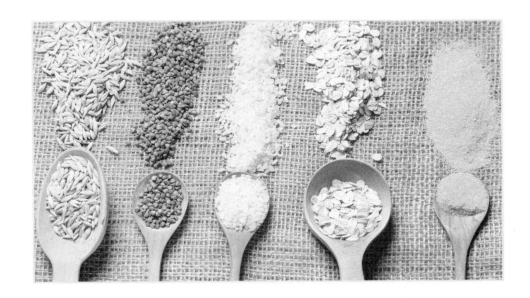

五谷杂粮的寒热性质、功效及适宜体质

四性	功效	适合体质	常见的五谷杂粮
寒	清热解暑，消除热证	热性症状或阳气旺盛者	小麦、荞麦
凉	降火气，减轻热证	热性症状或阳气旺盛者	绿豆、薏米、大麦、小米
平	开脾健胃，强壮补虚	各种体质皆适合	黑豆、玉米、粳米、黄豆、豌豆
温	祛寒补虚	寒性症状或阳气不足的人	赤豆、高粱、糯米、栗子、核桃
热	祛寒，消除寒证	寒性症状或阳气不足的人	炒、炸花生米

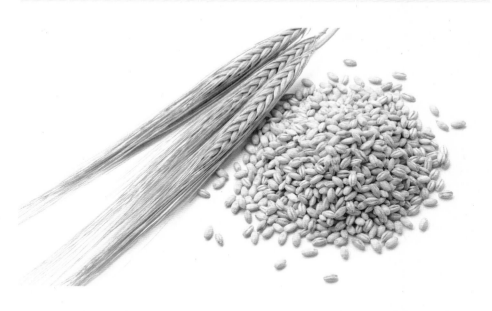

2.杂粮中的"五味"

中医将食物分为酸、苦、甘、辛、咸五种滋味，"五味"各有其对应的体内器官和功效。日常饮食中，"五味"均衡才是最好的养生方式。

五谷杂粮的滋味与功效

五味	功效	对应器官	注意事项	代表食物
酸	有生津开胃、收敛止汗、帮助消化、改善腹泻症状等作用	肝	吃太多易造成筋骨损伤；感冒者宜少食	赤豆
苦	能清热泻火、促进伤口愈合、解毒、除烦躁等	心	食用过多会口干舌燥，有便秘现象、干咳症状者及胃病患者、骨病患者尽量避免	米糠
甘	能补虚止痛、补益强壮、调和脾胃系统	脾	食用过多会导致发胖、蛀牙，有糖尿病或腹部闷胀者不宜过量食用	糯米、荞麦、豌豆、栗子
辛	可缓和肌肉关节疼痛、偏头痛等，并可活血行气、发散风寒	肺	食用过多的辛辣食物会导致便秘、火气大或长痤疮等症状	
咸	具有温补肝肾、泻下通便的功效	肾	食用过多会造成高血压等心血管疾病，卒中患者应节制摄取	核桃、大麦、小米等

综上所述，五谷杂粮不仅仅是健康食物，也是养生良药，为了我们的健康，平时应当多吃五谷杂粮，以提高生存质量，减少疾病，延长寿命。

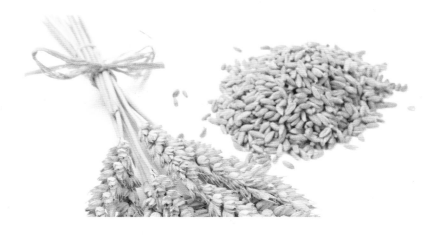

根据自身体质，吃适合的五谷杂粮

以身体所产生的症状来判断体质，然后依照"热者寒之，寒者热之"及"虚则补之，实则泄之"的原则，摄入五谷杂粮，如此，不但可以养病，还能借助长期的饮食调养来调整自身的体质，以强健身体、预防疾病、延年益寿。

1.热性体质

特征：

①全身经常发热，且怕热。

②喜欢吃冰凉的食物或饮料。

③脾气较差且容易心情烦躁。

④经常便秘或有粪便干燥的现象。

⑤尿液较少且赤黄。

⑥喜欢喝水，但仍觉得口干舌燥。

⑦满脸通红，面红耳赤。

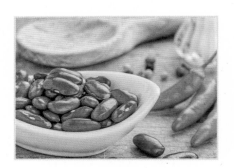

适合的五谷杂粮：

大麦、小麦、荞麦、绿豆、薏米、小米等。

健康小提示：

热性体质者可适度摄取寒凉性食物，以减轻燥热的症状。

2.寒性体质

特征：

①怕冷、怕吹风，且手脚冰冷。

②喜欢喝热饮，吃热食。

③不常喝水，但也不会觉得口渴。

④常有腹泻，且经常小便，但颜色淡。

⑤常感到精神虚弱且易疲劳。

⑥脸色苍白，唇色淡。

⑦舌头颜色呈现淡红色。

⑧女性月经常迟来，多血块。

适合的五谷杂粮：

赤豆、糯米、高粱、炒花生米、栗子、核桃、杏仁等。

健康小提示：

寒性体质的人应多吃温性的食物，可活化身体功能、增加活力，改善贫血等症状。

3.实性体质

特征：

①身体强壮，肌肉有力。

②活动量大，声音洪亮，有精神。

③脾气较差，心情容易烦躁。

④小便呈黄色，尿量不多，且有便秘现象。

⑤舌苔厚重，有时会口干、口臭。

⑥对气候的适应力强，不喜欢厚重衣物。

⑦呼吸气粗，容易腹胀。

⑧抵抗疾病的能力较强，常常觉得闷热。

⑨烦躁不安，失眠。

适合的五谷杂粮：

薏米、绿豆、小米等。

健康小提示：

实性体质的人大多为便秘所苦，因而会在体内产生太多的废物，适合吃苦寒食物，帮助废物排出体外。

4.虚性体质

特征:

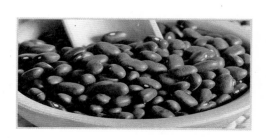

①精神萎靡不振。

②说话有气无力。

③脉象细而无力。

④身体久病且虚弱。

⑤舌质嫩,且苔少甚至无苔。

适合的五谷杂粮:

赤豆、糯米、糙米、芝麻、高粱、炒花生米、栗子、核桃等。

健康小提示:

①虚性体质的人应选择滋补性的食物,以增加体力,恢复元气。

②虚性体质又分为气虚、血虚、阳虚、阴虚四种类型,其表现各不相同。

虚性体质的类型及表现

虚症类型	症状	表现特征
气虚	阳气不足,无寒象	头晕目眩,气短懒言;食欲不佳,食后易腹胀;不喜欢活动,动则易喘
血虚	阴血不足,无热象	面色苍白,无血色;女性的月经量少且颜色淡;容易失眠、健忘、心悸不安;手脚容易发麻,指甲及唇色淡白,脉搏细且无力
阳虚	阳气不足,有寒象	四肢冰冷;喜欢吃热食,不喜欢喝水;怕冷,天热仍觉得寒冷;性欲衰退;少气懒言,嗜睡乏力,脉弱无力;易腹泻且排尿频繁
阴虚	阴血不足,有热象	经常口渴,喜欢喝冷饮;形体消瘦;容易失眠,头昏眼花,易心烦气躁;小便黄且粪便干燥,常便秘、盗汗、足心发汗

五谷杂粮对症吃

　　浓香的玉米、金灿灿的小米粥已经成为餐桌上的新宠，在吃惯了精米白面后，被认为营养更丰富的粗粮开始受到人们的青睐。了解些简单的保健知识，用五谷杂粮吃出健康的体质，就是对自己的身体负责。

1.针对糖尿病

　　燕麦、荞麦、大麦、红米、黑米、赤豆、白扁豆等含有丰富的膳食纤维，进入胃肠后如同海绵一样，吸水膨胀呈凝胶状，可增加食物的黏滞性，减少人体对食物中葡萄糖的吸收，同时增加饱腹感，使糖的摄入减少，可明显缓解糖尿病病人餐后高血糖状态，减少24小时内血糖波

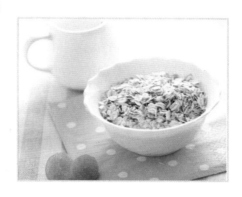

动，并能降低空腹血糖，降低胰岛细胞负担，有利于糖尿病病人的血糖控制。

2.针对高血压、高脂血症

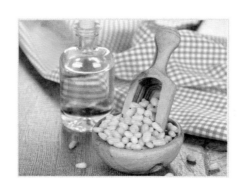

　　荞麦含有芸香苷，这种成分可降低人体血液中胆固醇的含量，并对血管有保护作用。燕麦里含有亚油酸，所以燕麦有抑制胆固醇升高的作用。研究证实，每天吃60克燕麦，可使胆固醇平均降低3%。玉米含有较多的亚油酸、多种维生素、纤维素，还含有多种矿物质，特别是含镁、硒丰富，具有综合性的保

健作用。甘薯中的黏蛋白是一种多糖和蛋白质混合物，可减轻疲劳，提高人体免疫力，促进胆固醇的排泄，保持动脉血管弹性，防止动脉硬化，从而减少高血压等心血管疾病的发生。

3.针对肥胖

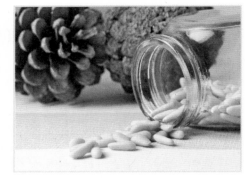

燕麦、荞麦、玉米、豆类、杏仁中的膳食纤维是对抗饥饿最重要的武器。当膳食纤维在胃和肠管内吸水后，会使胃和肠管扩张，产生饱腹感，从而抑制人体再吃更多的食物。膳食纤维在胃肠内延缓、限制了部分糖和脂质的吸收，同时在"不易消化"的契机下，通过肠管不断地蠕动，带走大量的食物脂肪。

4.解毒防癌

膳食纤维能促进肠管蠕动，这样就缩短了许多毒物（如肠管分解产生的酚、

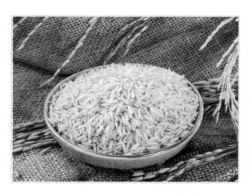

氨等有毒物质及细菌、黄曲霉素、亚硝胺、多环芳烃等致癌物质）在肠管中的停留时间，减少肠管对毒物的吸收。膳食纤维还可提高吞噬细胞的活力，并与致癌物质结合，具有良好的解毒防癌作用。

5.针对卒中

经常食用黑面包、全谷物早餐、燕麦片、麦芽、棕色米、麸糠等全谷食物（粗粮），可使患卒中的危险性显著降低。

五谷杂粮的最佳吃法

新版《中国居民膳食指南》特别强调了食用谷类对人体健康的重要性，作为膳食宝塔的塔基，五谷杂粮是最好的基础食物，也是最便宜的能量来源。对于各种各样的五谷杂粮，掌握其最佳吃法，就能把营养效用最大化。

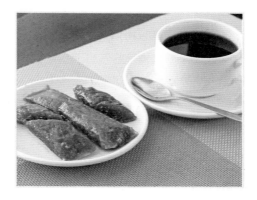

1.糙米粥改善肤质

糙米，词如其名，就是粗糙的米，多数米粒还包着稻皮。

做糙米粥时，先把糙米浸泡30分钟左右，然后像做正常的米粥一样煮就可以了。

糙米粥能刺激胃液分泌，有助于消化，可促进营养的吸收，还可以改善肤质。

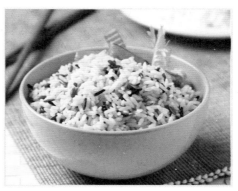

2.高粱适合做点心

高粱米做粥、做饭，都显得略粗糙了一些，但是磨成面粉后做成点心，则细腻了很多，也有利于营养的吸收。高粱米最适合做一种叫"高粱粑"的点心，就是把高粱米磨成粉后加入泡打粉、白糖、鸡蛋和适量水，然后调到黏稠，揉成面团，把高粱面团按平，蒸熟，下油锅稍炸，撒上芝麻即可。

3.薏米煲汤最滋补

中医认为，薏米能强筋骨、健脾胃、消水肿、祛风湿、清肺热。薏米对女性来说是非常好的滋补品，大量的维生素B_1能够让皮肤光滑美白，还能起到预防子宫癌的作用。

薏米性微寒，所以并不适合煮粥或者单吃。薏米与一些能起到温补作用的食物一起煲汤就非常适合了，而且能起到非常好的滋补效果。

4.长身体，吃荞麦面条

荞麦面是一种灰黑的面粉，别看它其貌不扬，营养价值却很高。荞麦面有着各种各样的食用方法，不过最为常见的还是用来做面条。荞麦的蛋白质比大米和面粉都高，尤其是成长过程中的儿童，更适合吃一些荞麦面，其中的赖氨酸和精氨酸对于儿童的成长非常有益。

5.糯米最适合做醪糟

糯米可煮粥，也可做汤圆，但最神奇的做法还是做成醪糟酒酿。糯米可以帮助消化，也有安神的作用，能够缓解疲劳和头昏眼花的症状，这些效果在将其做成醪糟酒酿以后更加突出。醪糟酒酿可以在中午和晚上服用，不但可以帮助消化，而且镇静安神，也会让胃觉得很舒服。

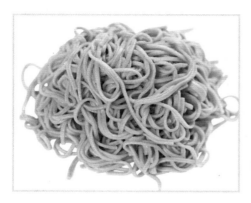 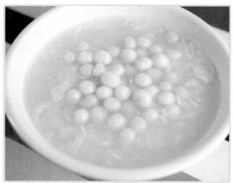

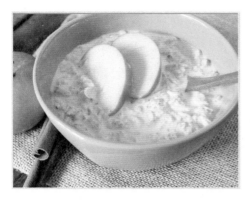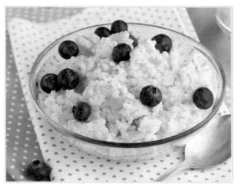

6.燕麦八宝饭好瘦身

　　燕麦丰富的可溶性纤维可促使胆酸排出体外，降低血液中的胆固醇含量，减少对高脂肪食物的摄取。同时，燕麦可溶性纤维能够吸收大量水分，饱腹感很强。经常食用燕麦，可以起到良好的减肥瘦身效果。

　　燕麦八宝饭做法：将燕麦、黑糯米、长糯米、糙米、白米、大豆、黄豆、莲子、薏米、赤豆等加水浸泡一小时，然后再煮熟即可。

7.小米做成面茶味道美

　　小米营养丰富，补中益气，有养胃功效，一直是给孕妇吃的补益食物。在工作压力之下，现代都市白领胃部不适已成通病，小米就是一种非常好的健胃食品。

　　小米除了熬粥吃外，还可以做成小米面茶。方法是：取小米面1000克，麻酱250克，芝麻仁10克，芝麻油、精盐、食用碱、姜粉各适量。将芝麻仁去杂，用水冲洗净，沥干水分，入锅炒成焦黄色，擀碎，加入精盐拌和在一起。锅放在火上，放入适量清水、姜粉，烧开后将小米面和成稀糊，倒入锅内，放入一点食用碱，略加搅拌，开锅后盛入碗内。再将麻酱和芝麻油调匀，用小勺淋入碗内，再撒入芝麻仁，就可以食用了。

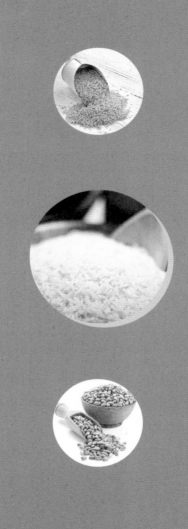

PART 2

谷 物 类

谷物类主要是指禾本科植物的种子。五谷主要包括稻米、小米、玉米、薏米、黑米、小麦等。谷物通过加工为主食，为人类提供了50%～80%的热能，40%～70%的蛋白质。谷物类作为中国人的传统饮食，一直是老百姓餐桌上不可缺少的食物之一，在我国的膳食中占有重要的地位，一直被当作传统的主食。

大米

Rice

『大米简介』 大米是一种常见的主食，含有大量糖类，质量分数约占79%，是热量的主要来源，适宜每日食用，是滋补之物。

『营养成分』 含蛋白质，维生素B_1、维生素B_2，钙、磷、铁，葡萄糖、果糖、麦芽糖等。

● 食用量 ●
每次60克

盛产季节											
1月	2月	3月	4月	5月	6月	7月	8月	9月	10月	11月	12月

6～10月

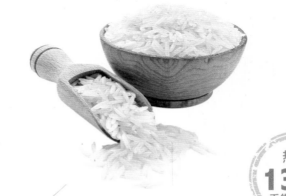

热量
1372
千焦/100克

『性味归经』
性平，味甘，
归脾、胃经

认识大米

食材功效

❶大米所含的良质蛋白质可使血管保持柔软，达到降血压的效果。

❷大米所含的水溶性食物纤维，可将肠内的胆酸汁排出体外，预防动脉硬化等心血管疾病。

❸大米还有健脾和胃、补中益气、除烦渴、止泻痢的功效。

一般人群均可食用，是老弱妇孺皆宜的食物，病后脾胃虚弱或烦热口渴的病人更为适宜。

❶大米可饭可粥，还可加工成副食品，如爆米花。

❷粥更易于消化吸收，但制作大米粥时最好不要加入食用碱，因为大米是人体维生素B_1的重要来源，加入食用碱会破坏大米中的维生素B_1，导致人体维生素B_1缺乏，从而可能患上足癣。

『生菜猪小排大米粥』

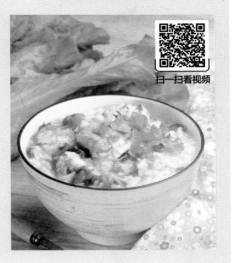

扫一扫看视频

❶用大米、盐和切碎的洋葱一起煮成饭，具有软化和扩张血管，降低血压、血脂，预防肠管疾病，健胃助消化等功效。

❷将洋葱、蒜头洗净切成碎末，放入油锅中炒出香味，加入水和番茄汁煮沸，再加入大米煮饭。这道做法独特的番茄汁饭具有防癌、生津止渴、健胃消食之功效。

❸将菠萝去皮切丁，经盐水浸泡后，与大米一同入锅煮饭。煮饭时，宜用旺火煮熟，以减少菠萝中维生素C的损失。菠萝饭具有滋养身心之功效，可养心益智，具有防治心脏病的作用。

大米的种类

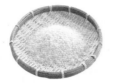

◎京西米

粒大饱满，醇香可口。

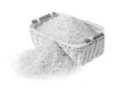

◎珍香大米

米粒细小，口感香滑，软而不腻。

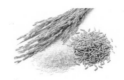

◎东北长粒香

这种大米颗粒较长，米质晶莹剔透，籽粒饱满，香味浓郁。

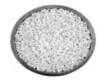

◎东北圆粒香

粒粒圆润，晶莹剔透。香味奇特，且有挥发性，蒸煮出的米饭软滑可口，饭粒松软，清香四溢，口味甚佳，煮饭、煲粥均适宜。

◎东北小町米

米粒珠整齐，晶莹圆润，富含氨基酸及钙、铁、锌、硒等多种人体所需的矿物质，蒸煮出的米饭清甜绵软，黏度适中。

◎海龙米

海龙米素负盛名，在历史上有"贡米"之称，米质优良。用海龙米煮饭，饭粒有光泽，气味清香显油气，滋润爽口。

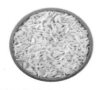

◎鹅塘油黏米

鹅塘油黏米产于鹅塘地区，以米粒细小、质地硬韧、晶莹透明、油脂量高著称。它色泽白润如玉，煮饭香软适口。

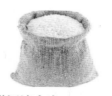

◎嫩江湾大米

米粒晶莹如玉，气味醇正芳香，富含多种氨基酸及钙、铁、锌等人体不可缺少的矿物质。

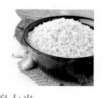

◎盘锦大米

盘锦大米籽粒饱满，长宽比较适中，色泽青白，气味清香。

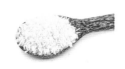

◎建三江大米

米粒晶莹透亮,光泽度好,粒型适中,垩白粒率小,垩白度小。蒸煮时饭有清香味,口感绵软油润有弹性,香味持久。

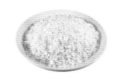

◎章丘大米

其粒微黄,呈半透明状,颗粒饱满,米质坚硬,色泽透明,油润光亮。米饭吃起来十分爽口,清香之气能令人食欲大增。

◎大连春秋香米

味甘性平,具有补脾、健胃、清肺等滋补功能,被誉为"粮中珍品"。晶莹如玉,粒粒分明,浓香扑鼻。

◎清水大米

因原产于沈阳市沈北新区清水台镇而得名。外观晶莹透明,米粒呈椭圆形,大米蒸煮时,米饭浓香持久,饭粒完整柔软油润。

◎湖南猫牙米

一种杂交米,江苏、安徽、江西等地均有生产,以湖南生产的为佳。外形细长,两端尖尖,形似猫牙,所以人们称它为"猫牙米"。

◎阜宁大米

阜宁大米做出的饭粒,晶莹透亮,口感绵软。

◎长寿米

长寿米形长,颗粒饱满,色泽晶莹,含矿物质。

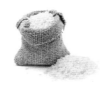

◎晋祠大米

颗粒长,个头大,外形晶莹饱满,米色微褐。

◎姜家店大米

米粒呈半透明,有光泽,垩白度小。米饭油亮、香、软、黏。

◎水晶坊大米

兼具日本大米的口感和泰国香米的芳香，颗粒饱满，晶莹剔透，松软顺滑，米粒清香。煮粥浆如乳，蒸饭油亮清香。

◎马坝油黏米

以其米粒细小、质地硬韧、晶莹透明、油脂量高而著称。饭面有油光，把饭粒放到纸上有油迹留下，故称之为"油黏"。

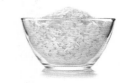

◎五常稻花香

黑龙江五常市种植的一种稻花香大米。品质上乘，米粒均匀，色泽光亮，醇厚绵长，芳香四溢，是国内最高档的大米之一。

◎泰国香米

原产于泰国的长粒型大米。因其香糯的口感和独特的香味享誉世界，是仅次于印度香米的世界上最大宗的出口大米品种。

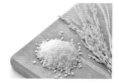

◎宁夏珍珠米

颗粒饱满，色泽洁白，米质油润、味道香甜。米饭洁白晶莹，黏而不腻，味道极佳。

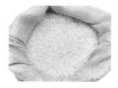

◎法泗大米

粒型均匀，色泽鲜明，油质透明、清晰，呈玻璃状，无白肚，质量首屈一指。米饭口感润滑、清香味绵、适口性好。

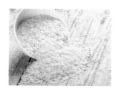

◎奉新大米

奉新县素以"贡米产地"而闻名。奉新大米外观呈清白色或精白色，具有光泽，呈半透明状，米粒细长。

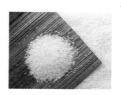

◎兴化大米

大米晶莹透亮，粒型适中。大米蒸煮时，饭粒完整，浓香持久。

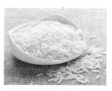

◎泗洪大米

外观整齐，色泽透明。蒸煮有清香味，米饭软硬适中，咀嚼香甜，口感柔韧，米粥黏稠。

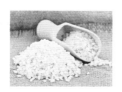

◎蓬莱米

一种在台湾广为食用的稻米，这种米粒圆，颜色白亮。在台湾多用来酿制米酒。

◎鱼台大米

营养丰富，粒大均匀，晶莹透亮，洁白如玉。蒸煮质量佳，气味清香，饭粒完整，冷后不硬，剩饭温食后仍保持原有风味。

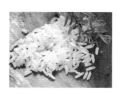

◎东海大米

米粒晶莹透亮，光泽度好，粒型短粗，垩白粒率小，垩白度小，外观好。

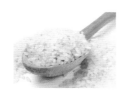

◎河横大米

河横大米产于江苏省姜堰市河横村。稻谷金黄，米粒晶莹。

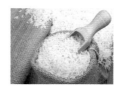

◎梧桐河大米

梧桐河大米产于黑龙江省梧桐河农场。颗粒饱满，晶莹透亮。

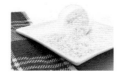

◎黄河口大米

产自东营黄河三角洲一带，米质垩白较小，颗粒均匀。

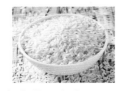

◎高青黄河大米

黄河大米因引进黄河水浇灌而得名。一年只收获一季，米粒晶莹剔透，颗粒饱满，口味纯正，做出来的米饭香味浓郁，又软又黏。

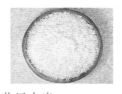

◎北显大米

无色，半透明，光滑油润，腹白小，非糯性，营养丰富。香米香味奇特，且有挥发性，蒸煮米饭时拌和晶莹，口感醇香。

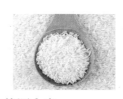

◎肇源大米

米粒整齐、光洁度高，不含杂质。米饭洁白光润，晶莹透明，营养丰富，口感上佳。

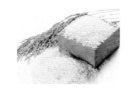

◎杜良大米

粒大、光滑、色泽透明、营养丰富。蒸米饭香甜可口，筋而不硬，软而不黏；煮稀饭清香宜人，汁如溶胶。

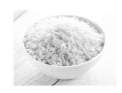

◎米城大米

又称"米城贡米"，出产于四川省达县米城、堡子、龙滩和檬双等7个乡镇。大米油亮光泽，米饭滋和糯实。

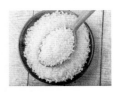

◎延边大米

主要出产于吉林省延边朝鲜族自治州。米粒呈椭圆形，蒸煮时可散发出饭香味，米饭口感柔软，黏性适中，凉后不回生。

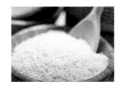

◎桓仁大米

桓仁大米原名"京租米"，产于辽宁省桓仁满族自治县。清白，有光泽，米粒半透明。

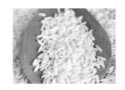

◎珍宝岛大米

产于黑龙江乌苏里江流域。珍宝岛大米米质半透明，有光泽，蒸煮时清香味浓。

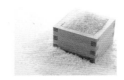

◎方正大米

产于黑龙江省方正县地域境内的大米。方正大米颜色清白，有光泽，米质半透明。

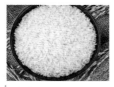

◎南陵大米

安徽省南陵县特产。米粒透明有光泽，没有或很少有垩白。米饭光泽度好，白而晶莹，黏弹性较强，软硬度适中。

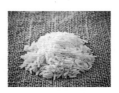

◎北大荒大米

颗粒饱满，质地坚硬，色泽清白透明。饭粒油亮，香味浓郁。蒸煮后出饭率高，黏性较小，米质较脆，横断面呈扁圆形。

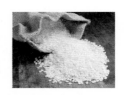

◎查哈阳大米

查哈阳大米洁白剔透，绵软香甜，品质优良。

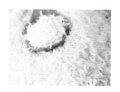

◎响水大米

响水大米享誉国内外，米粒为长粒型，粒青如玉，晶莹剔透，质重如砂。煮粥浆汁如乳，蒸饭油亮溢香。

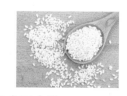

◎金口大米

金口香稻生于黄海之滨，那里土壤结构肥沃润泽，形成了金口香稻米粒小巧、晶莹剔透、清香自然、口感柔适、软筋香甜的特点。

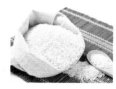

◎庆安大米

呈玻体透明或半透明状，腹白和心白极少。庆安大米由于蛋白含量较高，淀粉适中，所以饭粒完整、洁白发亮，不黏结，微甜。

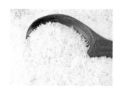

◎晶光大米

颗粒饱满，质地坚硬，透明度高，用其做出的米饭油亮芳香，故被誉为"淮西贡米"。它营养丰富，香味浓郁，清淡略甜，绵软略黏。

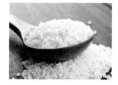

◎天津小站米

培育生产始于明朝，盛于清代。米粒椭圆形，晶莹透亮，垩白极少，洁白有光泽。蒸煮时有香味，饭粒完整、软而不黏，食味好。

◎越光米

越光米在日本家喻户晓，是高级大米的代表之一，其中又以新县鱼沼出产的最负盛名。越光米的口感香糯、柔软，味道上佳。

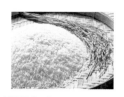

◎塘崖大米

又称塘米、塘贡米、塘崖贡米，为临沂三宝之一。塘米两大特点：一是具有浓郁的香味；二是黏性大，有嚼劲。

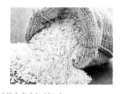

◎增城丝苗米

丝苗米是具有明显的地方特色的优质籼稻稻米，外观品质好，长粒型、细长苗条，晶莹洁白，米泛丝光，玻璃质，质地软硬适中。

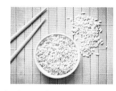

◎九龙山大米

九龙山大米柔和细腻，在开县以及重庆市很受民众的喜爱。它色泽好，口感滋润，香味清醇。

大米选购

◎大米是日常饮食中的主食，购买大米时，可以从颜色、气味等方面来判断其品质优劣：

❶看颜色：一是看新大米色泽是否呈透明玉色状，未熟粒大米可见青色（俗称青腰）；二是看新大米"米眼睛"（胚芽部）的颜色是否呈乳白色或淡黄色，陈大米则颜色较深或呈咖啡色。

❷闻气味：新大米有股浓浓的清香味，陈谷新轧的大米少清香味，而存放一年以上的陈大米，只有米糠味，没有清香味。

❸尝味道：新大米含水量较高，吃上一口感觉很松软，齿间留香；陈大米含水量则较低，吃上一口感觉较硬。

大米储存

◎为了保持大米良好的口感，要选择实用的保存方法，可采用以下几种方法：

❶干燥、密封储存法：可将大米放在干燥、密封效果好的容器内，置于阴凉处保存。

❷海带防霉杀虫法：干海带吸湿能力较强，同时还具有抑制霉菌和杀虫的作用。将海带和大米按重量1∶100的比例混装，一周后取出海带晒干，然后再放回米袋中，这样可使大米干燥且具有防霉防虫的效果。

❸草木灰吸湿法：在米缸底层撒上几厘米厚的草木灰，铺上白纸或纱布，再倒入凉干的大米，密封后，置于干燥、阴凉处，这样处理的大米可长期储存。

❹花椒防虫法：花椒是天然抗氧化剂，又有特殊气味。用锅煮花椒水，凉后将布袋浸泡于其中，捞出凉干后，把凉干的大米倒入处理过的布袋中，再用纱布包些花椒，分放在大米中，扎袋后置于阴凉通风处。

大米清洗

◎不要过度搓洗，否则会破坏表皮的维生素B_1。用水冲洗两三遍即可。

百合赤豆大米豆浆

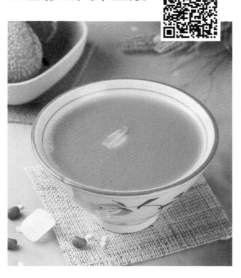

材料：水发大米40克，水发赤豆40克，百合25克

调料：冰糖适量

做法：

（1）把浸泡约3小时的大米、浸泡约5小时的赤豆装入碗中，倒入清水搓洗干净。

（2）将洗净的材料倒入滤网，沥干水分，倒入豆浆机，加入冰糖，注入适量的清水，至水位线即可。

（3）盖上豆浆机的机头，选择"五谷"程序开始打浆，15分钟后即成豆浆，然后滤取豆浆即可。

薄荷大米豆浆

材料：水发黄豆60克，水发绿豆50克，水发大米20克，新鲜薄荷叶适量

调料：冰糖120克

做法：

（1）在碗中倒入浸泡约6小时的绿豆、浸泡约8小时的黄豆，再倒入浸泡约4小时的大米，加水搓洗干净。

（2）将备好的薄荷叶、冰糖放入豆浆机中，再倒入洗好的食材。

（3）注入适量清水，至水位线即可。

（4）盖上豆浆机机头，选择"五谷"程序，开始打浆，待豆浆机运转约20分钟后即成豆浆。

（5）把煮好的豆浆倒入滤网，滤取即可。

大米藕豆浆

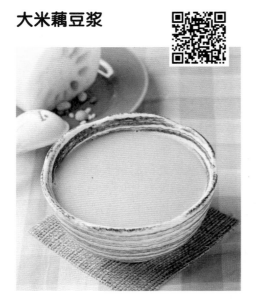

材料：水发黄豆80克，水发绿豆50克，
　　　藕块85克，水发大米40克

调料：白糖10克

做法：

（1）将浸泡8小时的黄豆、浸泡6小时的绿
　　　豆和泡发4小时的大米倒入碗中，加
　　　入适量清水搓洗干净，沥干水分。

（2）把洗好的材料和藕块倒入豆浆
　　　机中。

（3）注入适量清水，至水位线即可。

（4）盖上豆浆机机头，选择"五谷"程
　　　序开始打浆。约15分钟后，即成豆
　　　浆，过滤后加白糖拌匀即可。

核桃大米豆浆

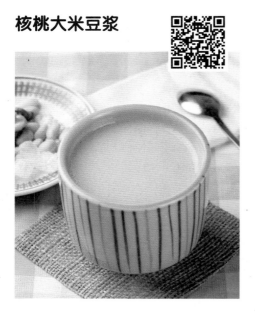

材料：水发黄豆、水发大米各30克，核
　　　桃仁10克

调料：冰糖10克

做法：

（1）将浸泡4小时的大米、浸泡8小
　　　时的黄豆倒入碗中，加入适量清
　　　水，搓洗干净，沥干水分。

（2）把洗好的黄豆、大米、核桃仁倒
　　　入豆浆机中，加入冰糖，注入适
　　　量清水，至水位线即可。

（3）盖上豆浆机机头，选择"五谷"
　　　程序，开始打浆，待豆浆机运转
　　　约15分钟，滤取豆浆即可。

黑豆雪梨大米豆浆

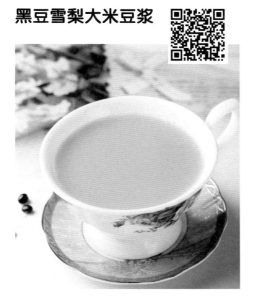

材料：水发黑豆100克，雪梨块120克，水发大米100克

做法：

（1）将浸泡8小时的黑豆、浸泡4小时的大米倒入碗中，注入适量清水，用手搓洗干净，沥干待用。

（2）将雪梨块、黑豆、大米倒入豆浆机中，注入适量清水至水位线。

（3）盖上豆浆机机头，选择"五谷"程序，开始打浆，待豆浆机运转约20分钟后即成豆浆。

（4）把打好的豆浆倒入滤网中，滤取豆浆即可。

香菇大米粥

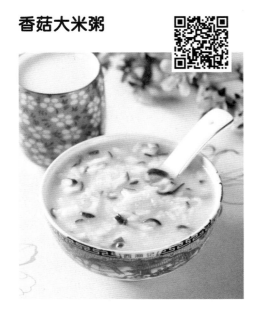

材料：水发大米120克，鲜香菇30克

调料：盐、食用油各少许

做法：

（1）洗好的鲜香菇切成粒，备用。

（2）砂锅中注入适量的清水烧开，倒入洗净的大米，搅拌均匀，烧开后用小火煮约30分钟至大米熟软。

（3）倒入香菇粒，搅拌匀，煮至断生。

（4）加入少许盐、食用油，搅拌片刻至食材入味。

（5）关火后盛出煮好的粥，装入碗中，稍微放凉即可食用。

糙米

Brown rice

● 食用量 ●
每次约150克

『性味归经』

性温，味甘，
归脾、胃经

『糙米简介』 糙米是相对于精大米而言的，稻谷脱壳后仍保留着一些外层组织的米叫作糙米。近年来，亚洲一些以大米为主食的国家掀起了食用糙米食品的热潮。

『营养成分』 含糖类，膳食纤维，氨基酸，维生素B_1、维生素B_2及钙、铁、磷等。

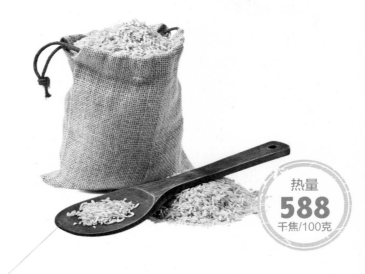

热量
588
千焦/100克

认识糙米

食 材 功 效

❶糙米中的维生素具有减肥、降低胆固醇、保护心脏的作用，还有健脑的功能。

❷糙米中含有丰富的锌元素，这对胰腺含锌量低至正常人一半的糖尿病患者来说，无疑是个福音。

❸糙米的胚芽中富含的维生素E能促进血液循环，可有效维护人体功能。

❹糙米对肥胖和胃肠功能障碍的患者有一定的疗效，能有效调节体内新陈代谢，改善内分泌异常等。

❺现代研究还表明，常食糙米能改善痤疮、黑斑、皱纹、皮肤粗糙等不良皮肤症状。

『西洋参糙米粥』

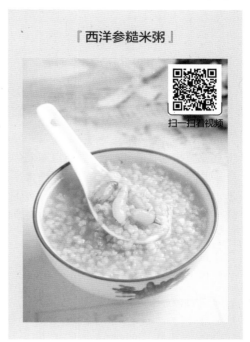

扫一扫看视频

适 合 人 群

一般人群均可食用，尤适于肥胖、胃肠功能障碍、贫血、便秘等人群食用。

烹 饪 指 南

糙米可做成饭或粥，单独做饭口感不好，可适当加一点精米。

实 用 小 偏 方

❶把糙米蒸熟碾成粉末，加上牛奶、砂糖就可饮用。糙米营养丰富，对医治痔疮、便秘、高血压等有较好的疗效。

❷用文火慢慢熬糙米粥，熬得越稠越好。粥熬稠后，会有一层厚厚的皮浮在表面。吃掉粥皮，会气色好，精神旺，脸粉嫩。

❸取一个玻璃锅或不锈钢锅，加入500～600毫升的水，水煮沸后关至小火，放入糙米煮25～30分钟，成糙米茶，即可饮用。糙米茶具有净化血液和血管的能力，心脏病人一日饮用800毫升以上，20天以后可以见到明显疗效。

❹糙米茶少许，冲水服用，每日2剂，有利于治疗肥胖症。

糙米的种类

◎粳糙米

按其粒质和粳稻收获季节分为以下两种：早粳糙米，腹白较大，硬质颗粒较少；晚粳糙米，米粒腹白较小，硬质颗粒较多。

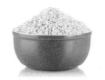

◎北大荒糙米

产自东北优质原料基地。糙米内含丰富的营养，比白米含有更多的维生素、矿物质与膳食纤维。

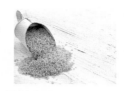

◎籼糙米

用籼型非糯性稻谷制成的糙米。分为两种：早籼糙米，腹白较大，硬质颗粒较少；晚籼糙米，腹白较小，硬质颗粒较多。

糙米选购

◎糙米营养丰富，挑选糙米时，可以从外形、气味等方面判断糙米的好坏。

❶观外形：好的糙米粒型饱满，无稻壳、草籽等杂质，青粒、病斑粒少。

❷闻气味：品质优良的糙米，有一股米的清香，无霉烂味。

❸用手摸：用手插入米袋摸一下，手上无油腻、米粉的为佳。用手碾一下，米粒不碎，说明米干燥，未掺水。

糙米储存

◎为了保证糙米的品质，可采用以下几种家庭实用的储存方法：

❶冰箱冷藏法：糙米可以用小袋子分装，放入冰箱的冷藏室内冷藏保存。

❷花椒防虫法：花椒是天然抗氧化剂，又有特殊气味。用锅煮花椒水，凉后将布袋浸泡于其中，捞出凉干后，把凉干的大米倒入处理过的布袋中，再用纱布包些花椒，分放在大米中，扎袋后置于阴凉通风处。

糙米清洗

◎清洗糙米时注意，切忌清洗次数过多，以免造成营养成分的流失。一般来说，加入适量清水，淘洗1~2次，无悬浮杂质即可。

糙米豆浆

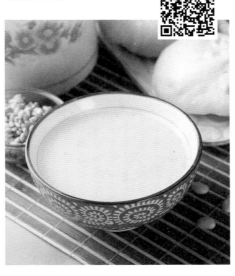

材料：水发黄豆70克，水发糙米35克

调料：冰糖适量

做法：

（1）将浸泡4小时的糙米、浸泡8小时的黄豆洗净，倒入豆浆机中，再加入适量冰糖。

（2）注入适量清水至水位线，盖上豆浆机机头，选择"五谷"程序，开始打浆。

（3）待豆浆机运转约20分钟，即成豆浆。

（4）滤取豆浆豆浆倒入碗中。待稍微放凉后即可饮用。

糙米花生米浆

材料：水发糙米70克，花生米20克

调料：白糖适量

做法：

（1）把浸泡4小时的糙米、花生米装入碗中，倒入清水，搓洗干净。

（2）将洗净的糙米、花生米倒入豆浆机中，注入适量清水至水位线。

（3）盖上豆浆机机头，选择"五谷"程序，开始打浆。待豆浆机运转约15分钟，即成豆浆。

（4）把煮好的豆浆倒入备好的碗中。

（5）撒上适量的白糖，用勺子搅拌均匀，即可饮用。

糯米

Glutinous rice

● 食用量 ●
每次约50克

盛产季节											
1月	2月	3月	4月	5月	6月	7月	8月	9月	10月	11月	12月
				6～10月							

『性味归经』

性温，味甘，
归脾、胃、肺经

『糯米简介』 糯米为禾本科植物糯稻的种仁，又称江米、元米，是大米的一种。米质呈蜡白色不透明或透明状，是黏性最强的一种大米。

『营养成分』 糯米中含蛋白质，糖类，维生素B_1、维生素B_2及钙、铁、磷等。

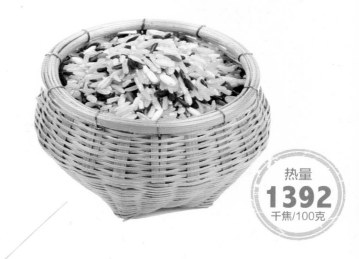

热量
1392
千焦/100克

认识糯米

食 材 功 效

❶糯米中富含B族维生素，具有美容养颜的功效。

❷糯米性甘平，能温暖脾胃，补益中气，对脾胃虚寒、食欲不佳、腹胀腹泻有一定缓解作用。

❸糯米有收涩作用，对尿频、盗汗等症状有较好的食疗效果。

一般人都可食用，尤其适合脾胃虚寒、面色萎黄或苍白者食用。但其性黏滞，难以消化，不宜食用过多，尤其老人、小孩或病人更应慎用。

糯米可粥可饭，通常用来制作糕点。

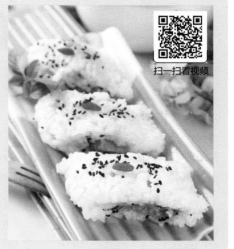

『糯米包油条』

扫一扫看视频

实 用 小 偏 方

❶取糯米100克，薏米30克，大枣10个，同煮成粥，具有补血止咳的作用。

❷糯米30克，研为细末，或磨成浆，加蜂蜜30克，以水适量，煮成稀糊食。本法能滋养脾胃，用于脾（胃）阴不足，少食、欲呕。

❸取糯米250克，党参10克，大枣60克，党参、大枣同煮30分钟后，捞去党参留汁，糯米蒸熟后淋上汤汁和白糖，服食，有助于改善心悸失眠症状。

❹取糯米酒适量，鸡肉200～500克，同蒸熟食用。经常适量食用，有利于改善产后或病后体虚。

糯米的种类

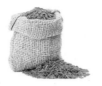

◎红糯

红糯米是阿美族的传统农作物，煮熟后香味四溢，可当作一般米饭食用。单煮红糯米时煮法同一般糯米，浸泡一晚，隔天即可煮食。

◎黑糯

黑糯是带有紫红色的种皮的大米，因为米质有糯性，所以又称为血糯米。经过温水浸泡后，会出现紫红色水溶液。

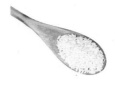

◎香米糯

是以弥勒县培育、种植的优质稻"云恢290"为主要原料加工、生产的优质米。其米质优良，颗粒整齐，口感润滑香软，清香回甜。

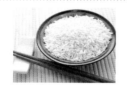

◎香禾糯

香禾糯是中国侗族农民栽培选育的特色水稻，蛋白质和赖氨酸含量超过一般稻米。

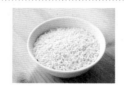

◎白糯

白糯米米粒细长，颜色呈粉白、不透明状，黏性强，口感甜腻，适合做粽子、酒酿等。

糯米选购

◎糯米是很常见的一种主食材料，选购时，可以从外形和颜色两个方面判断其品质优劣：

❶观外形：糯米有两个品种，一种是椭圆的，挑的时候看它是否粒大饱满。还有一种是尖而细长的，对于这种糯米，在挑选时，要看它是否发黑或霉变，品质欠佳时则不宜购买。

❷看颜色：正常糯米颜色雪白，如果发黄且米粒上有黑点儿，就是发霉了，不宜购买。

糯米储存

◎如果买来的糯米三两天内吃不完，就要选择合适的储存方法来保证品质：

❶**干燥、密封储存法**：可将大米放在干燥、密封效果好的容器内，置于阴凉处保存。

❷**冰箱冷藏法**：糙米可以用小袋子分装，放入冰箱的冷藏室内冷藏保存。

❸**花椒防虫法**：花椒是天然抗氧化剂，又有特殊气味。用锅煮花椒水，凉后将布袋浸泡于其中，捞出凉干后，把凉干的大米倒入处理过的布袋中，再用纱布包些花椒，分放在大米中，扎袋后置于阴凉通风处。

❹**海带防霉杀虫法**：干海带吸湿能力较强，同时还具有抑制霉菌和杀虫的作用。将海带和大米按重量1∶100的比例混装，一周后取出海带晒干，然后再放回米袋中，这样可使大米干燥且具有防霉防虫的效果。

❺**蒜瓣防虫法**：将糯米放在阴凉通风处，糯米堆里放些蒜瓣即可防虫。食用时，如果糯米中有蒜味，只要淘米时用手多搓几次即可。

❻**白酒灭虫杀菌法**：将糯米放进铁桶或水缸内，另取一个酒瓶，在酒瓶中装50毫升的白酒，然后把装有酒的瓶子埋在米中，瓶口高出米面，酒瓶要打开盖子，然后将容器密封。由于糯米的微弱呼吸，使空气越来越少，同时酒中挥发的乙醇有灭虫、杀菌的作用，所以可以防止生虫。

❼**塑料袋贮藏法**：选用无毒的塑料袋若干个，每两个套在一起备用，将凉干的糯米装入双层袋内，装好之后挤掉袋中的残余空气，用绳扎紧袋口，使袋内糯米和外界环境隔绝，可长期保鲜。

❽**草木灰吸湿法**：在米缸底层撒上几厘米厚的草木灰，铺上白纸或纱布，再倒入凉干的大米，密封后，置于干燥、阴凉处，这样处理的大米可长期储存。

糯米清洗

◎清洗糯米时注意，切忌清洗次数过多，以免造成营养成分的流失。一般来说，加入适量清水，淘洗一两次，无悬浮杂质即可。

金樱子糯米粥

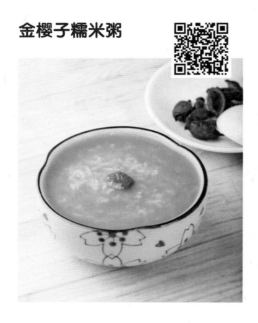

材料： 金樱子20克，水发糯米150克

做法：

（1）砂锅中注入适量清水，用大火烧开，倒入洗好的金樱子。

（2）盖上盖，用小火煮15分钟，至其析出有效成分。

（3）揭开盖，将药渣捞出。

（4）倒入洗净的糯米，搅匀。

（5）盖上盖，用小火续煮30分钟，至糯米熟透，揭开盖，搅拌片刻。

（6）关火后将煮好的粥盛出，装入碗中即可食用。

南瓜木耳糯米粥

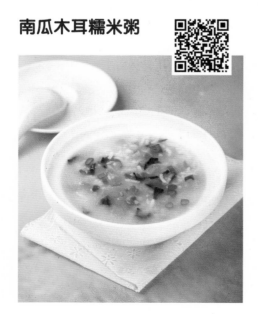

材料： 水发糯米100克，水发黑木耳80克，南瓜50克，葱花少许

调料： 盐、鸡粉各2克，食用油少许

做法：

（1）将洗净去皮的南瓜切成丁；洗净的黑木耳切碎。

（2）砂锅中注入适量清水烧开，倒入糯米煮沸，再放入黑木耳碎，搅匀。

（3）烧开后用小火煮约30分钟，至食材熟软，倒入南瓜丁，快速拌匀，再用小火续煮约15分钟。

（4）加盐、鸡粉调味，淋入少许食用油煮至入味，盛出，撒上葱花即可。

糯米甘薯粥

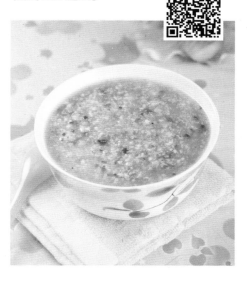

材料：水发赤豆90克，糯米65克，栗子肉85克，甘薯100克

调料：白糖7克

做法：

（1）将洗好沥干的糯米磨成糯米粉；把泡好的赤豆磨成赤豆末。

（2）将去皮洗净的甘薯、栗子肉入锅蒸软。将甘薯剁成末，栗子切丁。

（3）锅中注入约600毫升清水烧热，倒入糯米粉、赤豆末，搅拌至稠，撒上栗子丁、甘薯末，续煮一会儿，制成米糊。

（4）撒上少许白糖，煮至溶化即可。

人参鸡腿糯米粥

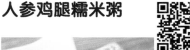

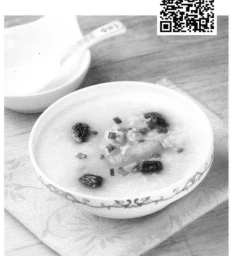

材料：鸡腿1只，生晒参20克，大枣15克，水发糯米150克，姜片、葱花各少许

调料：盐3克，鸡粉3克，淀粉8克，料酒4毫升，食用油适量

做法：

（1）鸡腿去骨，将鸡腿肉切成小块，加盐、鸡粉、料酒、淀粉、食用油腌渍10分钟。

（2）砂锅注水烧开，倒入生晒参、大枣，小火炖煮10分钟，倒入糯米，再炖煮30分钟，放入姜片、鸡腿肉，煮1分钟。

（3）加入少许盐、鸡粉调味，装入碗中，撒上葱花即可。

小米

Millet

● 食用量 ●
每次约50克

『小米简介』 小米为禾本科植物栗的种仁，亦称栗米，通称谷子。是中国古代的"五谷"之一，也是中国北方人最喜爱的粮食之一。

『营养成分』 含淀粉，钙、磷、铁，维生素B_1、维生素B_2、维生素E、胡萝卜素等。

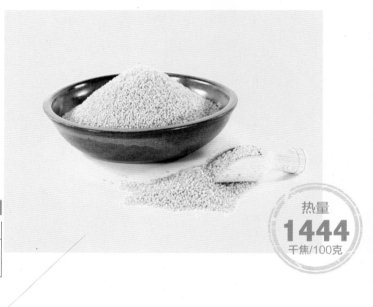

热量
1444
千焦/100克

盛产季节

1月	2月	3月	4月	5月	6月	7月	8月	9月	10月	11月	12月
								9~10月			

认识小米

『性味归经』

性凉，味甘、咸，
归胃、脾、肾经

食 材 功 效

❶小米因富含维生素B_1、维生素B_{12}等，具有防止消化不良及口角生疮的功效。

❷小米具有防止反胃、呕吐的功效。

❸小米还具有滋阴养血的功能，可以使产妇虚寒的体质得到调养，帮助她们恢复体力。

❹小米具有减轻皱纹、色斑、色素沉着的功效。

❺小米内含有多种有益的功能因子，能壮阳、滋阴、促进优生。

适 合 人 群

小米一般人均可食用，是老人、病人、产妇宜用的滋补品。但气滞者忌用；素体虚寒，小便清长者少食。

烹 饪 指 南

小米多做粥食用，煮食前将小米泡发1小时左右，沥干，即可做成各种不同的食品。小米磨成粉后可单独或与其他面粉掺和制作饼、窝头、丝糕、发糕等，糯性小米也可用于酿酒、酿醋、制糖等。

『大枣杏仁小米粥』

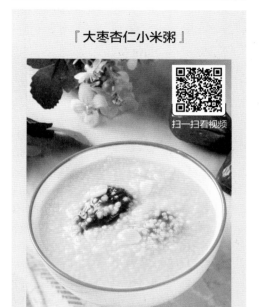

扫一扫看视频

实 用 小 偏 方

❶取小米适量，食盐少许。小米研成细粉，水和为丸，大如梧桐子，每次10～15克，以水煮熟，加食盐少许。空腹连汤服下，助消化，清热解毒，适宜食不消化、反胃呕逆者食用。

❷取小米15克，大米50～100克，同煮粥。空腹食用，具有补血养心的作用，适宜脾胃虚弱、身体消瘦者食用。

❸小米200克，山茱萸30克，煮粥服用7天，有镇静安眠的作用。

❹小米200克，莲子10克，一同煮粥，对心火旺、高血压有一定的食疗效果。

❺小米200克，生姜6片，煮粥，对胃病有一定的食疗效果。

小米的种类

◎蔚县小米

又名蔚州贡米。颗粒饱满，金黄灿灿，素以粒大、色黄、味香、富黏性、多营养、含糖量高著称。富含脂肪、淀粉、维生素。

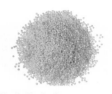

◎乾安黄小米

乾安黄小米系吉林省乾安县特产杂粮。其米粒饱满，色泽金黄，手感光滑沉实。煮熟的小米饭入口绵甜爽滑，香味浓郁。

◎鲁村黄小米

产于泽州县鲁村的小米就叫"鲁村小米"，品质优异，色香味俱佳，含蛋白质（质量分数）15.12%，粗脂肪5.76%，淀粉73.84%。

◎沁州黄小米

山西沁县特产。从清朝康熙年间进入皇宫成为贡米，历经300年品质不衰。"沁州黄"不但煮饭味美甜香，营养价值也高于一般小米。

◎山西黑小米

产自山西武乡县三里湾，淀粉含量高，蛋白质含量、粗脂肪含量分别较普通小米高出很多，所以口感好、香味浓。

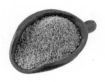

◎乌谷绿小米

产自山东省平邑县等地，又称绿小米。谷灰白色，米色深绿，米质优良，蛋白质含量高。

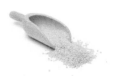

◎龙山小米

章丘的著名特产，全国四大名米之一，居龙山"三珍"之首。龙山小米香味浓郁，色泽金黄，籽大粒圆，性黏味香。

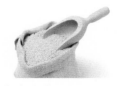

◎安塞小米

安塞小米品质优良，蛋白质含量高。色泽金黄，晶莹明亮，黏糯芳香，油脂丰富。

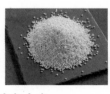

◎武安小米

武安小米以色泽微黄、粒小、入口绵甜糯香、营养丰富而深受消费者欢迎。

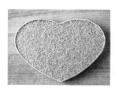

◎广灵小米

驰名已久，颗粒光洁，色泽金黄，营养丰富。做米饭、熬稀粥，黏而滑润，香甜可口。

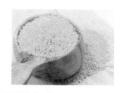

◎米脂小米

陕北黄土高原米脂县的一种特产。色泽金黄，颗粒浑圆，晶莹透亮，质优味香。米汤表面可以揭起三层油皮，故名米脂小米。

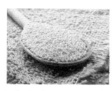

◎陕北小米

色泽金黄，颗粒浑圆，晶莹明亮。小米可蒸可煮，熬成粥，黄香柔滑，黏性强。可滋阴补虚，是老、幼、孕妇最喜爱的食品。

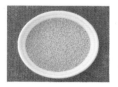

◎金米

又称"金谷"，是山东省金乡县马庙镇的特产，被称为"中国四大名米之一"。金谷米色金黄，黏黏味香，居中国四大名米之首。

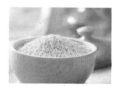

◎大宁红皮小米

其颗粒均匀饱满，色泽嫩黄柔和，营养丰富易煮熟，入口细腻绵滑，余香无穷，一直被视为馈赠亲友的佳品。

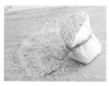

◎什社小米

什社乡特产，历史悠久。什社小米以其金珠般的黄亮色泽、圆润饱满的颗粒给人以美的视觉。什社小米熬成的粥色泽橙黄。

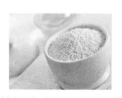

◎敖汉小米

颗粒饱满，色泽金黄，外观油亮。蒸煮香气浓郁，口感柔软光滑，黏甜可口。富含人体所需的氨基酸和钙、磷、铁等矿物质。

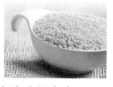

◎什贴毛谷小米

榆次什贴所产的毛谷小米别具特色。谷子的品种称"毛谷"，碾出的小米比一般小米颗粒小，色泽金黄发亮。

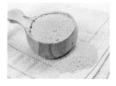

◎泽州黄

主产于晋城市。泽州小米外观金黄圆润，饱满晶亮，蒸、煮、焖皆宜，黏软，胶糊度适中，味道香甜可口。

小米选购

◎对于市售的小米，可以从外形、气味等方面去挑选。

❶**观外形**：优质小米米粒大小、颜色均匀，呈乳白色、黄色或金黄色，有光泽，很少有碎米，无虫，无杂质。

❷**闻气味**：优质小米闻起来具有清香味，无其他异味。严重变质的小米，手捻易成粉状，碎米多，闻起来微有霉变味、酸臭味、腐败味或其他不正常的气味。

❸**尝味道**：优质小米尝起来味佳，微甜，无任何异味。劣质小米尝起来无味，微有苦味、涩味及其他不良滋味。

小米储存

◎家庭购买小米，以下的储存方法可以保证小米品质的优良：

❶**花椒防虫法**：花椒是天然抗氧化剂，可将凉干的小米倒入经花椒水浸泡过的布袋中，再用纱布包些花椒，分放在小米的各部分，扎紧袋子后置于阴凉通风处。

❷**冰箱冷藏法**：小米可以用小袋子分装，放入冰箱的冷藏室内冷藏保存。

❸**瓶装储存法**：将小米装进塑料瓶里，装满，将瓶盖拧好拧紧，放在阳光下即可。

❹**蒜瓣防虫法**：将小米放在阴凉通风处，小米堆里放些蒜瓣即可防虫。

❺**塑料袋贮藏法**：将凉干的小米装入双层袋内，装好之后挤掉袋中的残余空气，用绳扎紧袋口，使袋内小米和外界环境隔绝，可长期保鲜。

小米清洗

◎清洗小米时注意，切忌清洗次数过多，以免造成营养成分的流失。一般来说，加入适量清水，淘洗1~2次，无悬浮杂质即可。

南瓜小米糊

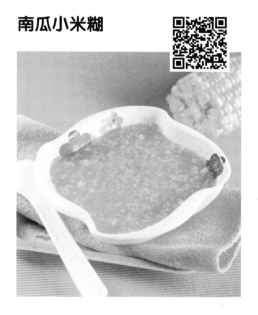

材料：南瓜160克，小米100克，蛋黄末少许

做法：

（1）将去皮洗净的南瓜切片，放入蒸盘，蒸约15分钟至南瓜变软，取出用刀背压扁，制成南瓜泥。

（2）汤锅中注入适量清水烧开，倒入洗净的小米，轻轻搅拌几下，煮沸后用小火煮约30分钟至小米熟透。

（3）倒入南瓜泥，搅散，撒上备好的蛋黄末，搅拌匀，续煮片刻至沸。

（4）关火后盛出煮好的小米糊，装在小碗中即成。

小米胡萝卜泥

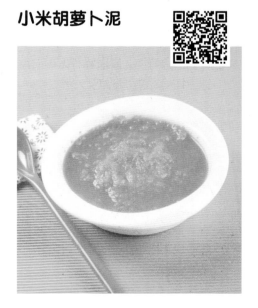

材料：小米50克，胡萝卜90克

做法：

（1）洗净的胡萝卜切成粒。

（2）汤锅中注入适量清水，倒入洗好的小米，拌匀，用小火煮约30分钟至熟烂，再把小米盛入滤网中，滤出米汤，待用。

（3）把胡萝卜粒放入烧开的蒸锅中，蒸约10分钟至熟，取出。

（4）取榨汁机，把胡萝卜粒倒入杯中，倒入米汤，选择"搅拌"功能，榨成浓汁。将榨好的胡萝卜米汤浓汁倒入碗中即可。

小米南瓜粥

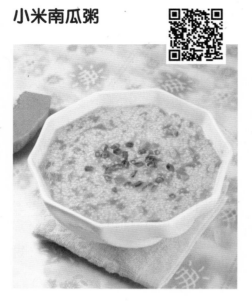

材料：水发小米90克，南瓜110克，葱花少许

调料：盐2克，鸡粉2克

做法：

（1）将洗净去皮的南瓜切成粒。

（2）锅中注清水烧开，倒入洗好的小米，搅匀，烧开后用小火煮约30分钟，至小米熟软，再倒入南瓜粒，拌匀。

（3）用小火煮约15分钟，至食材熟烂。

（4）放入适量鸡粉、盐，搅匀调味。

（5）盛出煮好的粥，装入碗中，再撒上葱花即可。

枣泥小米粥

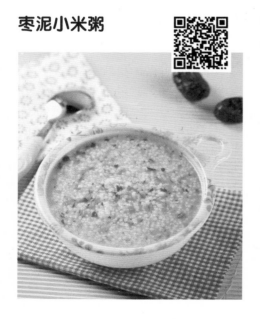

材料：小米85克，大枣20克

做法：

（1）蒸锅上火烧沸，放入装有大枣的盘子，中火蒸约10分钟至大枣变软。

（2）取出蒸好的大枣，凉凉。

（3）将放凉的大枣切开，取出果核，再切碎，剁成细末。再将大枣末倒入杵臼中，捣成大枣泥，待用。

（4）汤锅中注入适量清水烧开，倒入小米，小火煮约20分钟至米粒熟透，再加入大枣泥拌匀，续煮片刻至沸腾。关火后盛出煮好的小米粥，放在小碗中即成。

小米豌豆杂粮饭

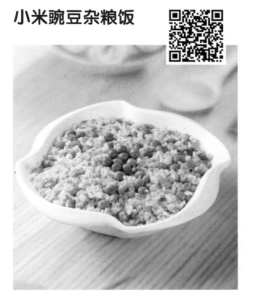

材料：糙米90克，燕麦80克，荞麦80
克，豌豆100克

做法：

（1）把杂粮（糙米、燕麦、荞麦）倒
入碗中，加入适量清水。

（2）再放入豌豆，淘洗干净。

（3）把杂粮和豌豆装入另一个碗中，
加入适量清水，放入烧开的蒸
锅中。

（4）盖上盖，用中火蒸约1小时，至食
材熟透。

（5）把蒸好的杂粮饭取出即可。

小米香豆蛋饼

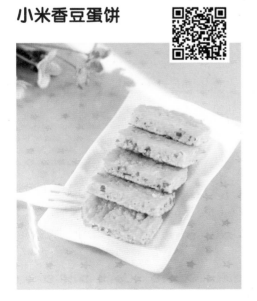

材料：面粉150克，鸡蛋2个，水发黄豆
100克，菜豆70克，水发小米50
克，泡打粉2克

调料：盐3克，食用油适量

做法：

（1）菜豆切碎煮熟；黄豆拍成细末。

（2）鸡蛋打入碗中，加入菜豆、小米、
黄豆、泡打粉拌匀，加盐、面粉，搅
拌至起劲，制成面糊，静置约10分
钟，注入食用油，搅拌至面糊纯滑。

（3）煎锅中注食用油，烧热后倒入面
糊，摊开铺匀，略煎片刻至面糊
呈饼状，翻转，再煎片刻至两面
呈金黄色即可。

玉米

Corn

● 食用量 ●
每次约100克

1月	2月	3月	4月	5月	6月	7月	8月	9月	10月	11月	12月
							8~10月				

『 性味归经 』
性平，味甘、淡，
归脾、胃经

『玉米简介』　玉米为禾本科植物玉蜀黍的种子，又称为苞谷、苞米棒子、珍珠米，是全世界公认的"黄金作物"，有的地区以它为主食。

『营养成分』　含蛋白质，糖类，钙、磷、铁、硒、镁，胡萝卜素、维生素E等。

热量
424
千焦/100克

认识玉米

食材功效

❶玉米中含有一种特殊的抗癌物质——谷胱甘肽，它进入人体后可与多种致癌物质结合，使其失去致癌性；其所含的镁，也具有抑制肿瘤组织发展的作用。

❷玉米富含维生素，常食可促进肠胃蠕动，加速有毒物质的排泄。而以玉米榨成的玉米油富含不饱和脂肪酸，对降低血浆胆固醇和预防冠心病有一定作用。

❸玉米还能降低血脂，对于高血脂、动脉硬化、心脏病患者有益，并可延缓人体衰老，预防脑功能退化，增强记忆力。

❹中医认为，玉米有开胃益智、宁心活血、调理中气等功效。

适 合 人 群

一般人均可食用。

烹 饪 指 南

玉米棒可直接煮食，玉米粒可煮粥、炒菜或加工成副食品。

美 味 菜 肴

『松子鲜玉米甜汤』

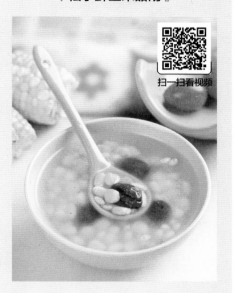

扫一扫看视频

实 用 小 偏 方

❶用干燥玉米须50～60克，加10倍量的水，文火煎开，每天分3次口服，对糖尿病患者降低血糖十分有益，只是作用迟缓，以经常饮用为宜。

❷取玉米渣100克，凉水浸泡半天，慢火炖烂，加入甘薯块，共同煮熟，喝粥吃甘薯，可缓解老年人习惯性便秘。

❸取玉米500克煮熟滤干，加入食醋1000毫升，浸泡24小时，再取出玉米凉干。每日早晚各嚼服20～30粒，有明显的降血压作用。

玉米的种类

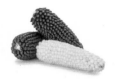

◎草莓玉米

草莓玉米为当今最流行的创意栽培花卉品种，其为普通玉米的变异品种。果为紫红色，呈椭圆形，酷似草莓，极具观赏性。

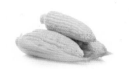

◎水果玉米

水果玉米是最适合生吃的一种超甜玉米，与一般的玉米相比，它的主要特点是青棒阶段皮薄、汁多、质脆而甜，可直接生吃。

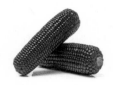

◎黑玉米

广义黑玉米，又称紫玉米，是籽粒颜色为乌、紫、蓝和黑色的玉米之总称，而狭义黑玉米专指颜色为黑色的玉米。

◎味可美

该品种是从美国引进的超甜玉米杂交一代。果穗整齐饱满，鲜穗穗重约240克。灌浆饱满，色泽佳，籽粒完整饱满。

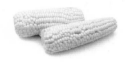

◎嫩白玉

"嫩白玉"是从美国引进的纯白色高甜度水果玉米品种，口感脆嫩，皮薄香醇，含糖量高，白色颗粒，洁白美观。

◎金脆王

水果型珍品，生食熟食皆宜，颗粒黄白相混。薄皮无渣，粒脆嫩香甜，籽粒色泽亮丽，堪称双色超甜玉米的杰出代表。

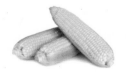

◎糯玉米

穗椎形，口感好，种皮薄，有特殊的芳香味，糯性强。营养丰富，开发利用价值高，被称为"黄金作物"。

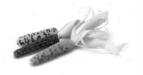

◎江南花糯

肉质厚，糯性强，香味浓，外观美，受消费者青睐。果穗长筒形，籽粒排列整齐，呈红、白、紫、黑等色。

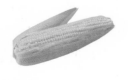

◎甜玉米

甜玉米又称蔬菜玉米，是欧美、韩国和日本等发达国家的主要蔬菜之一。籽粒淡黄或乳白色，籽实柔嫩，味美。

玉米选购

◎选购玉米，可以从外形和软硬程度两方面去把关。

❶**观外形**：看外观，玉米棒子必须翠绿无黄叶，无干叶子，最好不要有玉米螟虫。看玉米须子，玉米须子应干燥、裸露在外。看玉米粒，没有塌陷，饱满有光，用指甲轻轻掐，能够掐出水的为佳。如果是老的，会干瘪塌陷，中间空。

❷**摸软硬**：用手捏捏，以软硬适中的玉米为上乘。过硬的成熟过度，过软的则过嫩。

玉米储存

◎适合家用的玉米储存方法有两种：

❶**冰箱冷藏法**：保存生玉米时需将外皮及须去除，清洗干净后擦干，用保鲜膜包起来，再放入冰箱中冷藏即可，可保存2天。

❷**冰箱冷冻法**：若是保存熟玉米，只需将煮熟的玉米装入保鲜袋中，封紧袋口，放入冰箱冷冻室，可保存一周左右。

玉米清洗

◎把玉米须去除干净，用清水冲洗即可。

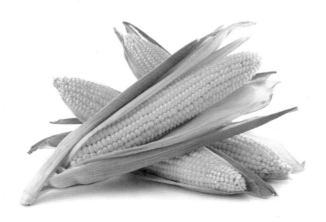

鱼肉玉米糊

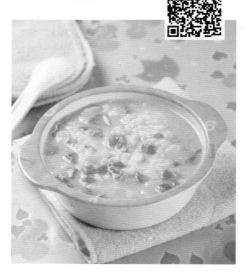

材料：草鱼肉70克，玉米粒60克，水发大米80克，樱桃番茄75克

调料：盐少许，食用油适量

做法：

（1）锅中注水烧开，放入樱桃番茄，烫煮半分钟，捞出去皮，切成粒；草鱼肉切成小块；玉米粒切碎。

（2）用油起锅，倒入鱼肉，煸炒出香味，倒入适量清水，煮5分钟至熟，用锅勺将鱼肉压碎，把鱼汤滤入汤锅中。

（3）放入大米、玉米碎拌匀，用小火煮30分钟至食材熟烂，下入樱桃番茄粒，加入少许盐煮沸即可。

芋头玉米泥

材料：香芋150克，鲜玉米粒100克，配方奶粉15克

调料：白糖4克

做法：

（1）将香芋切成片，把香芋片、玉米粒放入烧开的蒸锅中，蒸10分钟至熟透；把熟香芋倒在砧板上，用刀压成末。

（2）取榨汁机，把玉米粒倒入杯中，加入配方奶粉，选择"搅拌"功能，将玉米粒搅打成泥状。

（3）汤锅注水，倒入玉米泥、白糖煮沸，放入香芋末，持续搅拌1分30秒，煮成芋头玉米泥即可。

玉米荸荠露

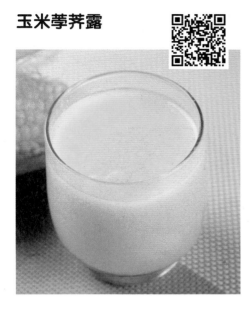

材料：鲜玉米粒90克，荸荠肉80克

调料：白糖10克

做法：

（1）把洗净的荸荠肉拍碎。取榨汁机，杯中倒入荸荠肉、玉米粒，加入适量清水，榨成荸荠玉米汁。

（2）将荸荠玉米汁倒入锅中，用小火煮沸。

（3）加入适量白糖，搅拌匀。

（4）煮约1分钟至白糖完全溶化。

（5）盛出，装入玻璃杯中即可饮用。

玉米奶露

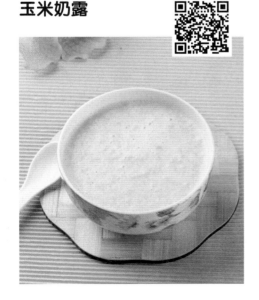

材料：鲜玉米粒100克，牛奶150毫升

调料：白糖12克

做法：

（1）汤锅中注入适量清水，大火烧开，放入玉米粒，小火煮约1分钟至熟，捞出装盘。

（2）把牛奶倒入汤锅中，调成中小火，放入白糖拌匀，煮约2分钟至白糖溶化，把煮好的牛奶盛出，装入碗中。

（3）取榨汁机，把煮熟的玉米粒倒入杯中，再加入煮好的牛奶，榨取玉米奶露，盛入碗中即可。

黑米

Black rice

● **食用量** ●
每次约50克

盛产季节											
1月	2月	3月	4月	5月	6月	7月	8月	9月	10月	11月	12月
						8～10月					

『性味归经』
性平，味甘，
归肝、肾、脾、胃经

『黑米简介』 黑米为禾本科植物黑糯稻的种仁，是稻米中的珍贵品种。黑米外表墨黑，营养丰富，享有"黑珍珠"和"世界米中之王"的美誉。

『营养成分』 含蛋白质，糖类，维生素B_1和维生素C，钙、铁、磷等。

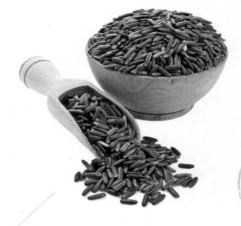

热量
1332
千焦/100克

认识黑米

食材功效

❶黑米中的黄酮类化合物能维持血管正常渗透压，减轻血管脆性，防止血管破裂，还有止血作用。

❷黑米还具有改善心肌营养、降低心肌耗氧量、降低血压等功效。

❸黑米中的膳食纤维含量十分丰富，能够降低血液中胆固醇的含量，有助于预防冠状动脉硬化引起的心脏病。

一般人群都可食用，尤其适宜产后血虚、病后体虚者，或贫血、肾虚者，年少须发早白者食用。脾胃虚弱的小儿或老年人不宜食用。

❶黑米的米粒外部有一坚韧的种皮包裹，不易煮烂，故黑米应先浸泡一夜再煮。
❷黑米黏性较小，可与糯米配用。
❸我国民间有"逢黑必补"之说，由于黑米所含营养成分多聚集在黑色皮层，故不宜精加工，以食用糙米或标准三等米为宜。

『黑米莲子糕』

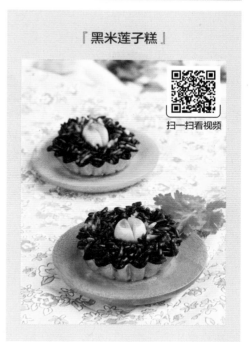

扫一扫看视频

❶取黑米100克，红糖适量。先将黑米洗净，放入锅内加清水煮粥，待粥煮至浓稠时，再放入红糖稍煮片刻即可食用。此粥有滋阴补肾、明目聪耳的作用。
❷取黑米50克，黑豆20克，黑芝麻15克，核桃仁15克，共同熬粥，加红糖调味食之。常食能乌发润肤美容，补脑益智，还能补血。适合须发早白、头昏目眩及贫血患者食用。
❸取黑米100克，银耳10克，大枣10枚，一同熬粥，熟后加冰糖调味食之，能滋阴润肺、滋补脾胃，四季皆可服食。

黑米的种类

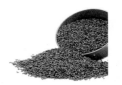

◎洋县黑米

洋县黑米产于陕西省汉中市洋县。洋县黑米古称"粳谷奴"，外皮墨黑，内芯雪白，有"黑珍珠"的美称。

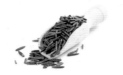

◎梅陇黑米

梅陇的黑米黑油黏，俗称黑米、乌米，颜色黑亮，营养价值高，煮熟后米粒富有弹性。

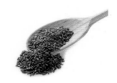

◎黑珍米

黑珍米在杭州地区种植。谷壳浅褐色，糙米呈黑色，有光泽。

黑米选购

◎选购黑米时，可以从外形、气味等方面去判断真伪及品质优劣。

❶观外形：一般黑米有光泽，米粒大小均匀，很少有碎米、爆腰，无虫，不含杂质。次质、劣质黑米的色泽暗淡，米粒大小不均，碎米多，有虫。

❷闻气味：手中取少量黑米，向黑米哈一口热气，立即嗅气味。优质黑米具有正常的清香味。微有异味或有霉变气味、酸臭味、腐败味和不正常的气味的，为次质、劣质黑米。

黑米储存

◎黑米可采用以下几种实用的家庭储存方法保存，以保证品质不变：

❶通风储存法：黑米要保存在通风、阴凉处。如果选购袋装密封黑米，可直接将其放于通风处。散装黑米需要放入保鲜袋或不锈钢容器内，密封后置于阴冷通风处保存。

❷容器储存法：将黑米装于有盖密封的容器中，置通风、阴凉、干燥处储存，要防潮、防米虫。也可把黑米放在大的塑料瓶里，封口，放入冰箱保存。

黑米清洗

◎清洗次数切忌过多，以免造成营养成分流失，淘洗1～2次，无悬浮杂质即可。

黑米杂粮饭

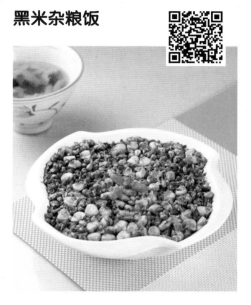

材料：黑米、荞麦、绿豆各50克，燕麦40克，鲜玉米粒90克，熟枸杞子适量

做法：

（1）把准备好的黑米、荞麦、绿豆、燕麦放入碗中，加入适量的清水，清洗干净。

（2）将洗好的上述杂粮捞出，装入另一碗中，倒入适量清水。

（3）将装有食材的碗放入烧开的蒸锅中，盖上盖，用中火蒸约40分钟，至食材熟透。

（4）揭盖，把蒸好的杂粮饭取出。

（5）放上熟枸杞子点缀即可。

黑米杂粮小窝头

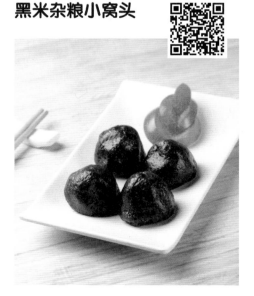

材料：黑米粉100克，玉米粉90克，黄豆粉100克，酵母5克，食用油适量

调料：盐1克

做法：

（1）把黑米粉倒入碗中，加入玉米粉、黄豆粉、酵母、少许温水搅匀，揉搓成面团。

（2）取蒸盘，刷上食用油，取适量面团，揉搓成圆锥状，底部掏出一个小孔，制成小窝头生坯，置于蒸盘上。

（3）将蒸盘放入水温约为30℃的蒸锅中，盖上盖，发酵约20分钟，开大火蒸约10分钟，至生坯熟透。

（4）揭盖，把蒸好的小窝头取出即可。

红米

Red rice

● 食用量 ●
每次50克

盛产季节											
1月	2月	3月	4月	5月	6月	7月	8月	9月	10月	11月	12月
							8～10月				

『性味归经』

性温，味甘，
归肝、脾、大肠经

『红米简介』 红米为禾本科红糯稻的种仁，又称红糯米、血糯等，营养价值比精制米、糙米都高。因其含有铁质，所以颜色呈紫红色。

『营养成分』 含蛋白质，糖类，膳食纤维，磷、铁、铜，维生素A、B族维生素、维生素C、维生素E，淀粉等。

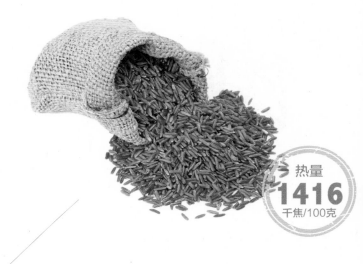

热量
1416
千焦/100克

认识红米

食 材 功 效

❶红米富含众多的营养素，其中以铁质最为丰富，故有补血及预防贫血的功效。

❷红米含丰富的磷、维生素A、B族维生素，能改善营养不良、夜盲症和足癣等症状，又能有效舒缓疲劳、精神不振和失眠等问题。

❸红米所含的泛酸、维生素E、谷胱甘藤氨酸等物

质，有抑制致癌物质的作用，尤其对预防结肠癌的作用更是明显。

『甘薯紫米粥』

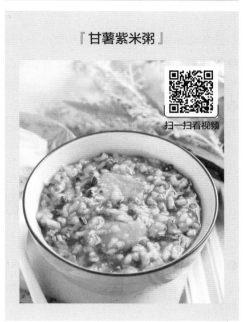

扫一扫看视频

适 合 人 群

一般人皆可食用，民间向来把红米用作产妇、体弱多病者的营养保健品。

烹 饪 指 南

可做饭粥，可作汤羹，还可加工成风味小吃。

红米的种类

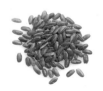

◎红香粳
生育期130天，株高70厘米，穗长20厘米，千粒重30克。米红色，口感好。

◎红粳米
为五谷之长。一般呈椭圆形颗粒状，较圆胖，半透明，表面光亮。

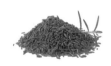

◎软红米
杂交品种，经多代选育而成，其特点是营养价值高、口感好、易蒸煮。

红米选购

◎选购红米时，可以从外形和气味去判断其品质优劣：

❶**观外形**：挑选红米时，以外观饱满、完整、无虫蛀、无破碎现象者为佳。一般红米有光泽，米粒大小均匀，很少有碎米、爆腰（裂纹），无虫，不含杂质。

❷**闻气味**：手中取少量红米，向红米哈一口热气，然后立即嗅气味。优质红米具有正常的清香味，无其他异味。微有异味或有霉变气味、酸臭味、腐败味和不正常的气味的为次质、劣质红米。

红米储存

◎红米的家庭储存方法有以下几种：

❶**通风储存法**：红米要保存在通风、阴凉处。如果选购袋装密封红米，直接放于通风处即可。散装红米需要放入保鲜袋或不锈钢容器内，密封后置于阴凉通风处保存。

❷**容器储存法**：将红米装于有盖密封的容器中，置通风、阴凉、干燥处储存，要防鼠、防潮、防米虫。

❸**瓶装储存法**：把红米放在大的塑料瓶里，封口，放入冰箱保存。

❹**花椒防虫法**：花椒是天然抗氧化剂，又有特殊气味，用锅煮花椒水，凉后将布袋浸泡于其中，捞出凉干后，把凉干的红米倒入处理过的布袋中，再用纱布包些花椒，分放在红米的各部分，扎袋后置于阴凉通风处。

❺**海带防霉杀虫法**：干海带吸湿能力较强，同时还具有抑制霉菌和杀虫的作用。将海带和红米按重量1：100的比例混装，一周后取出海带晒干，然后再放回红米袋中，这样可使红米干燥且具有防霉防虫的效果。

❻**蒜瓣防虫法**：将红米放在阴凉通风处，红米堆里放些蒜瓣即可防虫。食用时，如果红米中有蒜味，只要淘米时用手多搓几次即可。

红米清洗

◎红米装于盆内，加适量清水，淘洗两三次，去净杂质即可。

花生米红米粥

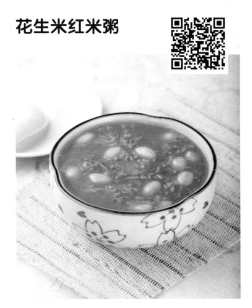

材料： 水发花生米100克，水发红米200克

调料： 冰糖20克

做法：

（1）砂锅中注入适量清水烧开，放入洗净的红米，轻轻搅拌一会儿，再倒入洗好的花生米，搅拌匀。

（2）盖上盖，煮沸后用小火煮约60分钟，至米粒熟透。

（3）揭盖，放入备好的冰糖，搅拌匀。

（4）转中火续煮片刻，至冰糖完全溶化。

（5）关火后盛出煮好的红米粥，待稍微冷却后即可食用。

小麦红米甘薯粥

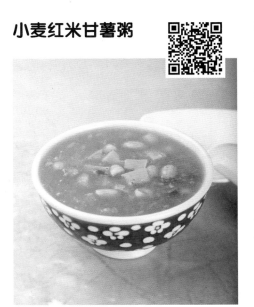

材料： 水发小麦75克，水发红米120克，水发花生米80克，甘薯150克

调料： 白糖15克

做法：

（1）洗净去皮的甘薯切丁，备用。

（2）砂锅中注入适量清水烧开，倒入洗净的花生米，加入洗好的红米，倒入洗净的小麦，搅拌均匀。

（3）烧开后用小火煮约1小时，至食材熟软，再倒入甘薯丁，拌匀，用小火再煮约15分钟。

（4）揭盖，放入白糖，拌匀，煮至白糖溶化，将煮好的粥盛出即可。

薏米

Coix seed

『薏米简介』 薏米为禾本科植物薏苡的种仁，又名薏苡仁、药玉米。薏米在我国栽培历史悠久，是我国古老的药、食皆佳的粮种之一。

『营养成分』 含蛋白质、维生素B$_1$、糖类、钙、钾、铁、薏苡仁脂、赖氨酸等。

● 食用量 ●
每次50～100克

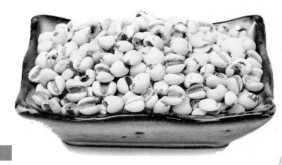

热量
1428
千焦/100克

盛产季节											
1月	2月	3月	4月	5月	6月	7月	8月	9月	10月	11月	12月
									10～12月		

『性味归经』
性微寒，味甘、淡，
归脾、胃、肺经

认识薏米

食 材 功 效

❶薏米因含有多种维生素和矿物质，有促进新陈代谢和减少胃肠负担的作用，可作为病中或病后体弱患者的补益食品。

❷薏米有一定的防癌的作用，其抗癌的有效成分中包括硒元素，能有效抑制癌细胞的增殖，可用于胃癌、子宫颈癌的辅助治疗。

❸薏米中含有维生素E，属于美容食品，常食可以保持人体皮肤光泽细腻，消除痤疮、色斑，改善肤色。薏米对病毒感染引起的赘疣等有一定的治疗作用。

『银杏薏米粥』

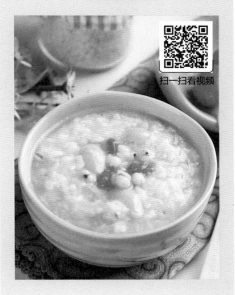

扫一扫看视频

适 合 人 群

一般人皆适合食用，尤其适宜体弱、消化功能不良的人。便秘、尿多者及怀孕早期的妇女应忌食，消化功能较弱的孩子和老弱病者也应忌食。

烹 饪 指 南

可饭可粥，可入菜或炖汤，亦可加工成副食品。

实用小偏方

❶准备瘦猪肉300克，冬瓜500克，薏米50克，陈皮1小块，将全部材料洗净后，放入煲内，加清水用武火煮沸后，文火煮约2小时，调味即成。此汤有去湿除斑、养血益颜、清热解毒之功。可治愈因脾虚湿盛或血虚血热而引致的面生蝴蝶斑、黄褐斑。

❷取莲子、白木耳、薏米、大枣羹，洗净，放入锅中煮成黏羹状，可随自己的口味放入冰糖或盐，好喝又养颜。

❸将薏米、芝麻混合后用大火煮约40分钟，后加入热牛奶即可。这个配方能清热解毒，抗菌消炎，连续饮用约3个月即可使痤疮消散。

薏米的种类

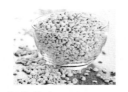

◎念珠薏米

总苞骨质，坚硬，平滑有光泽，手压不破。

◎窄果薏米

总苞长圆形，珐琅质，白色，坚硬，有光泽。

◎小珠薏米

产于海拔1400米左右荫湿的环境。一般分布于亚洲东南部。

薏米选购

◎选购薏米时，可以从它的外形、颜色等方面去挑选。

❶**观外形**：挑选薏米时，要选择粒大完整、结实，杂质及粉屑少的，要看薏米是否有光泽，有光泽的薏米颗粒饱满，这样的薏米成熟得比较好，营养价值也最高。

❷**看颜色**：好的薏米颜色一般呈白色或黄白色，色泽均匀，带点粉性，非常好看。

薏米储存

◎从市场上买来的薏米，可以用以下几种家庭储存方法加以储存。

❶**通风储存法**：可将薏米放在干燥、密封效果好的容器内，置于阴凉处保存即可。

❷**冰箱冷藏法**：薏米可以用小袋子分装，放入冰箱的冷藏室内冷藏保存。

❸**瓶装储存法**：将薏米装进大的塑料瓶里，装满，将瓶盖拧好，这样可以保存较长时间。

薏米清洗

◎薏米装入盆中，加适量水清洗，淘洗一两次，去净杂质。

冬瓜薏米炖水鸭

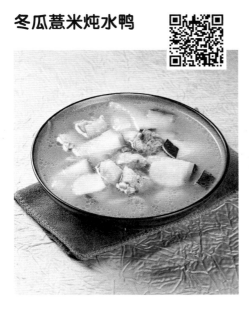

材料：鸭肉400克，冬瓜200克，水发薏米50克，姜片少许

调料：盐2克，鸡粉2克，料酒8毫升，胡椒粉少许

做法：

（1）将冬瓜切成小块；鸭肉斩成小块，放入热水锅，加入料酒，撇去血水。

（2）砂锅中注入适量清水烧开，放入姜片、薏米、鸭肉，加适量料酒，烧开后用小火炖约20分钟，至薏米熟软。

（3）再放入冬瓜块，搅匀，用小火炖约15分钟，再放入适量盐、鸡粉、胡椒粉，搅匀调味即可。

薏米鳝鱼汤

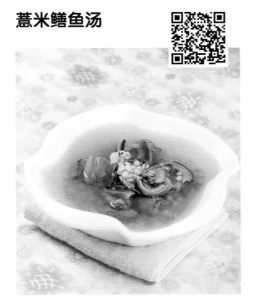

材料：鳝鱼120克，水发薏米65克，姜片少许

调料：盐3克，鸡粉3克，料酒3毫升

做法：

（1）将处理干净的鳝鱼切成小块，装入碗中，加少许盐、鸡粉、料酒抓匀，腌渍10分钟至入味。

（2）汤锅中注入适量清水，用大火烧开，放入洗好的薏米，烧开后用小火煮约20分钟，至薏米熟软。

（3）放入鳝鱼块、姜片，小火续煮约15分钟，放入盐、鸡粉，拌匀调味即可。

大麦

Barley

● 食用量 ●
每次50克

『大麦简介』 大麦为禾本科植物大麦的种仁，是世界第五大耕作谷物，在我国已有几千年的食用历史，医药界公认它具有很高的药理作用。

『营养成分』 含蛋白质，膳食纤维，钙、磷、铁，维生素B_1等。

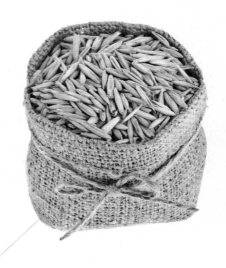

盛产季节

1月	2月	3月	4月	5月	6月	7月	8月	9月	10月	11月	12月
			4~5月								

热量
1228
千焦/100克

『性味归经』
性凉，味甘、咸，
归脾、胃、膀胱经

认识大麦

食 材 功 效

❶大麦含有大量的维生素B_1与消化酶，对幼儿、老人、维生素B_1缺乏者有食疗效果，对预防足癣有很好的功效，还能提神醒脑、消除脑部疲劳。

❷大麦含有大量的膳食纤维，不仅可刺激肠胃蠕动，达到通便作用，还可抑制肠内致癌物质产生。

❸大麦可降低血中胆固醇水平，预防动脉硬化、心脏

病等疾病，而且富含对生长发育所需的钙。

『大枣大麦茶』

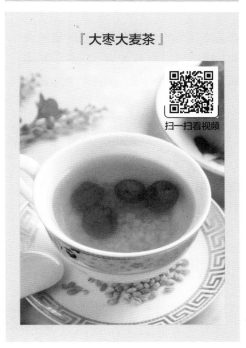

扫一扫看视频

适 合 人 群

一般人群均可食用，尤适宜胃气虚弱、消化不良者食用。肝病、食欲不振、伤食后胃满腹胀者，妇女回乳时乳房胀痛者宜食大麦芽。

烹 饪 指 南

❶大麦（青稞）是藏族人民的主要粮食，他们把裸大麦炒熟磨粉，做成糌粑食用。

❷大麦应先用水浸泡约40分钟后再用于烹调。

大麦的种类

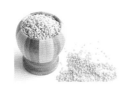

◎青稞
籽粒是裸粒，与颖壳完全分离。形状有纺锤形、椭圆形、菱形、锥形等。

◎野大麦
又名菜麦草、大麦草、野黑麦，颖果长约3毫米，顶端被毛。

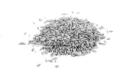

◎晋大麦
山西省全省范围适宜种植。籽粒椭圆形，淡黄色，籽粒皮薄饱满。

大麦选购

◎品质优良的大麦具有淡淡的坚果香味，挑选时以颗粒饱满、完整、无杂质、无虫蛀，色泽呈现黄褐色者为宜。

大麦清洗

◎清洗次数不要过多，以免破坏其表皮结构，造成营养成分的大量流失，只需淘洗一两遍，无悬浮杂质即可。

大麦储存

◎大麦的储存方法有以下几种：

❶通风储存法：大麦可以保存在通风、阴凉处。如果选购袋装密封大麦，直接放于通风处即可。

❷冰箱冷藏法：大麦可以用小袋子分装，放入冰箱的冷藏室内冷藏保存。

❸瓶装储存法：把大麦放在大的塑料瓶里，封口，放冰箱里保存。

推荐美食

大麦花生米鸡肉粥

材料：鸡肉150克，大麦仁300克，花生米30克，葱花少许

调料：盐、鸡粉各1克，料酒少许

做法：

（1）洗净的鸡肉切片。

（2）砂锅中注入适量清水，倒入泡过的大麦仁、花生米，放入鸡肉片，大火煮开后，转小火，续煮约1小时，至食材熟软。

（3）加入料酒，续煮约15分钟，加入盐、鸡粉，拌匀，煮至食材入味。

（4）关火后盛出煮好的粥，装入碗中，撒上葱花即可。

大麦猪骨汤

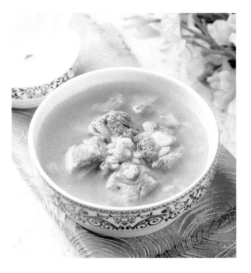

材料：水发大麦200克，排骨250克

调料：盐2克，料酒适量

做法：

（1）锅中注入适量清水烧开，倒入洗净的排骨，淋入料酒，余煮片刻。

（2）关火，将余煮好的排骨捞出，装盘备用。

（3）砂锅中注入适量清水烧开，倒入排骨、大麦，淋入料酒，拌匀。

（4）加盖，大火煮开转小火煮约90分钟至析出有效成分。

（5）揭盖，加入盐，拌匀。关火后盛出煮好的汤，装入碗中即可。

大麦杂粮粥

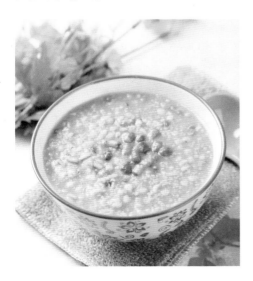

材料：水发薏米40克，水发赤豆40克，水发小米40克，水发绿豆40克，水发大麦100克，荞麦30克

做法：

（1）砂锅中注入适量清水烧开，倒入大麦，大火煮30分钟至熟。

（2）加入荞麦、薏米、绿豆、赤豆、小米，大火煮开之后，转小火，煮1小时，至食材熟软。

（3）揭盖，搅拌片刻，关火后盛出煮好的粥，装入碗中即可。

小麦

Wheat

● 食用量 ●
每次约100克

盛产季节

1月	2月	3月	4月	5月	6月	7月	8月	9月	10月	11月	12月
				5~6月，8~9月							

『性味归经』

性凉，味甘，
归心、脾、肾经

『小麦简介』 小麦为禾本科植物小麦的种仁，是中国北方人民的主食，自古就是滋养人体的重要食物。

『营养成分』 含蛋白质、糖类，钙、磷、铁，多种维生素、氨基酸及麦芽糖酶、淀粉酶等。

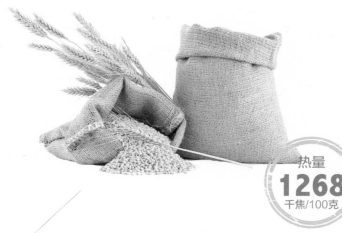

热量
1268
千焦/100克

认识小麦

食材功效

❶小麦含淀粉、蛋白质、脂肪、卵磷脂、磷、铁等营养素，以及多种酶及维生素，因而有保护人体血液、心脏以及维持神经系统正常工作的功能。

❷小麦有养心益肾、清热止渴、调理脾胃的功效，特别适合体虚者食用。

❸小麦还可养心气，能安定精神、治疗神经衰弱。

一般人均可食用，尤其适宜因心血不足而失眠多梦、心悸不安、呵欠多的人；患有足癣、末梢神经炎者也宜食；体虚、自汗、盗汗、多汗者也比较适宜食用。

烹 饪 指 南

小麦的食用方法多种多样，在我国主要被做成面粉，有蒸、煮、烤、烙等几种食用方法，西欧和美国主要是用来制作面包。面粉与大米搭配着吃最好。

美 味 菜 肴

『 小麦排骨汤 』

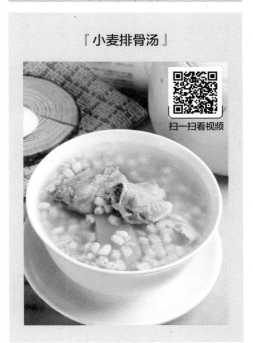

扫一扫看视频

实 用 小 偏 方

❶取小麦30～60克，加水煮成稀粥，分2～3次食，用于烦热消渴、口干。

❷取小麦30克，通草10克，加水煎汤服。用于老人小便淋沥、滞涩不通、烦热不安等。

❸小麦50克，大枣20克，甘草6克，煎水服，能够缓解脏躁症。

❹将小麦炒黑，油调涂之，适用于汤水伤灼、未成疮者。

❺将麦麸直接炒熟了泡茶喝，可以嫩白肌肤、调节视力，还有清热解毒和延缓衰老的功效。

小麦的种类

◎白麦

白麦分为硬质白小麦和软质白小麦。籽实呈纺锤形，长芒、白壳、白粒、硬质。

◎密穗小麦

密穗从波兰引入，为中熟品种。该品种品质优良，丰产性、稳产性好，不用打农药。

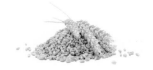

◎杜兰小麦

杜兰小麦是质地最硬的小麦品种，它是制作意大利面的专用小麦品种。

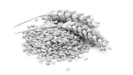

◎兴化红皮小麦

兴化红皮小麦具有优异的蒸煮效果，特别是麦香浓郁，面条口感与弹性较佳。在我国南方诸省十分畅销。

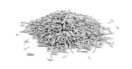

◎圆锥小麦

穗大、多花、多实，每小穗结实3~5粒，芒粗硬，长度超过穗子，芒色有黑、白两种，穗茎节间上部为髓质所填充。

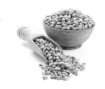

◎东方小麦

籽粒大而长，主要分布在土库曼、乌兹别克、塔吉克、土耳其等地。中国用其育成的金沙江号品种，在西南部分地区种植。

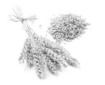

◎波兰小麦

本品种具有较高的生物产量和较高的收获指数、较大的丰产潜力、较好的品质、较强的抗病性和抗逆性。

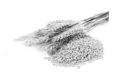

◎矮败小麦

本品种为中国农业科学院作物研究所创制的具有矮秆基因标记的太谷核不育小麦，表现为高产、稳产、综合抗病性好。

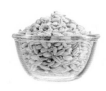

◎二粒小麦

二粒小麦包括野生二粒小麦和栽培二粒小麦。穗扁平，每小穗结实2粒，穗轴易断，籽粒带皮，籽粒较长，两端稍尖。

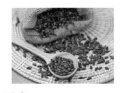

◎黑麦

颖果狭长圆形，淡褐色，
腹面具纵沟，成熟后与
内、外稃分离。黑麦能制
成黑麦面粉，富有营养。

小麦选购

◎小麦的选购可以通过直接观察外观
来判断：品质良好的小麦，颗粒完
整，个体大小比较均匀，碎粒少。干
燥不潮湿，分量适中，硬度较大。

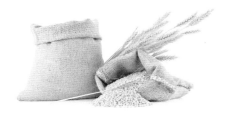

小麦储存

◎小麦的储存方法有以下几种：

❶**通风储存法**：如果选购袋装密封小
麦，直接放于通风处即可；散装小麦
需要放入保鲜袋，密封后置于阴凉通
风处保存。

❷**冰箱冷藏法**：小麦也可以用小袋
子分装，放入冰箱的冷藏室内冷藏
保存。

❸**瓶装储存法**：把少量小麦放在大的
塑料瓶里，封口，放冰箱里保存。

❹**蒜瓣防虫法**：将小麦放在阴凉通风
处，小麦堆里放些蒜瓣即可防虫。

小麦清洗

◎清洗次数不要过多，以免造成营养成分的大量流失，加入适量清水，淘洗一两
遍，无悬浮杂质即可。

麦冬小麦粥

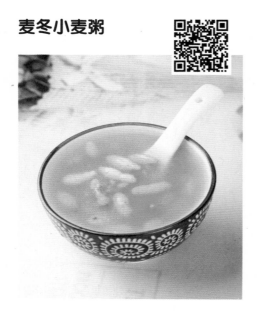

材料：水发小麦170克，麦冬20克

调料：冰糖20克

做法：

（1）砂锅中注入适量清水，用大火烧开，放入洗净的小麦，撒上洗好的麦冬。

（2）盖上盖，煮沸后用小火煮约60分钟，至食材熟透。

（3）揭盖，加入适量的冰糖，搅匀。

（4）用中火续煮片刻，至冰糖溶化。

（5）关火后盛出煮好的小麦粥，装入备好的汤碗中，待稍微冷却后即可食用。

麦冬大枣小麦粥

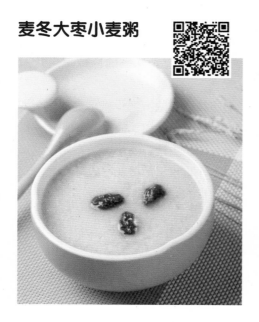

材料：水发小麦200克，大枣、麦冬各少许

做法：

（1）砂锅中注入适量的清水，用大火烧开，倒入洗好的小麦，放入洗净的大枣、麦冬。

（2）用勺子搅拌均匀。

（3）盖上盖，烧开后用小火煮约90分钟，至食材全部熟透。

（4）揭盖，用勺子搅拌几下。

（5）关火后盛出煮好的小麦粥，装入碗中，待其稍凉即可食用。

小麦赤豆玉米粥

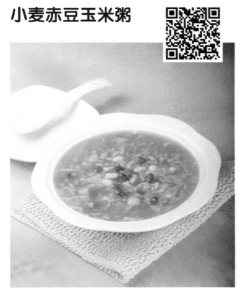

材料：水发小麦80克，水发赤豆90克，
水发大米130克，鲜玉米粒90克

调料：盐2克

做法：

（1）砂锅中注入适量清水，用大火烧
开，倒入洗净的大米。

（2）放入洗好的玉米粒，再放入洗净
的小麦、赤豆，搅拌均匀。

（3）盖上盖子，烧开后用小火煮约40
分钟，至食材熟透。

（4）揭盖，放入少许盐，拌匀调味。

（5）关火后将煮好的粥盛出，装入碗
中即可。

小麦大枣猪脑汤

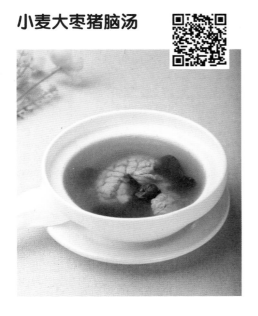

材料：大枣20克，小麦10克，猪脑1具

调料：盐2克，鸡粉2克，料酒8毫升

做法：

（1）砂锅中注入适量清水烧开，倒入
洗净的大枣、小麦，搅匀。

（2）盖上盖，用小火煮约20分钟，至
其析出有效成分。

（3）揭开盖子，倒入处理好的猪脑，
淋入料酒，盖上盖，用小火再炖
约1小时，至食材熟透。

（4）揭开盖，放入少许盐、鸡粉，搅
拌至食材入味即可。

燕麦

Oat

● 食用量 ●
每次约40克

盛产季节											
1月	2月	3月	4月	5月	6月	7月	8月	9月	10月	11月	12月

5~8月

『性味归经』
性平，味甘，
归肝、脾、胃经

『燕麦简介』 燕麦为禾本科植物燕麦的果实，又叫野麦、雀麦。在美国《时代》杂志评出的十大健康食品中，燕麦名列第五。

『营养成分』 含维生素B$_1$和维生素B$_2$，以及膳食纤维，钙、磷、铁、铜、锌、锰等。

热量
1468
千焦/100克

认识燕麦

食材功效

❶燕麦中含有极其丰富的亚油酸，对脂肪肝、糖尿病、水肿、便秘等有辅助疗效，对老年人增强体力、延年益寿也是大有裨益的。

❷燕麦含有丰富的可溶性纤维，可促使胆酸排出体外，降低血液中胆固醇含量，减少脂肪的摄取。也因可溶性纤维会吸收大量水分，容易形成饱足感，故燕

麦是瘦身者节食的极佳选择。

❸燕麦含有多种酶类，即使还在干粒时也有很强的活力，因此，它不但能抑制人体老年斑的形成，而且具有延缓人体细胞衰老的作用，是老年心脑病患者的最佳保健食品。

适 合 人 群

一般人群均可食用，尤其适宜产妇催乳、婴儿发育不良以及中老年人，但虚寒症患者忌食。

烹 饪 指 南

燕麦多用来做粥，或用来做汤，还经常以麦片的形式作为保健品服用。

美 味 菜 肴

『冬瓜燕麦片沙拉』

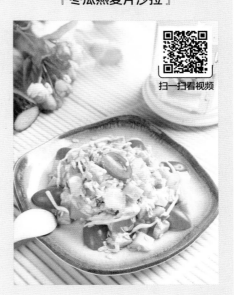

扫一扫看视频

实 用 小 偏 方

❶将30～50克的燕麦片倒入容器内，加入约200毫升的沸水充分搅拌，3分钟后即可食用。也可根据各自的口味加入牛奶、果仁、果汁等多种配料。每日1次，早餐服用，具有降脂、减肥作用。

❷用半杯燕麦片、1/4杯牛奶、2汤匙蜂蜜混合在一起，调成干糊状，洗澡时当作沐浴露来使用，具有缓解皮肤瘙痒的功效。

❸用燕麦和鲜牛奶混合成糊状，涂在脸上10～15分钟，然后先用温水清洗，再用冷水清洗，具有治疗痤疮的效果。

燕麦的种类

◎皮燕麦

皮燕麦一般分为带稃型和裸粒型两大类。世界各国栽培的皮燕麦以带稃型的为主。

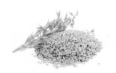

◎裸燕麦

裸燕麦籽粒瘦长，有腹沟，表面生有茸毛，尤以顶部显著。形状为筒形或纺锤形。

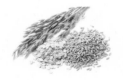

◎白城燕麦

籽粒饱满，腹沟较浅，种皮浅黄色，硬度适中，粒形为长卵圆形或卵圆形。

燕麦选购

◎市面上的燕麦是精加工的，要仔细辨别质量的优劣，推荐以下方法。

❶看形状：尽量选择能看得见燕麦片特有形状的产品，即便是速食产品，也应当看到已经散碎的燕麦片。

❷看甜味：不要选择甜味很浓的产品，这意味着其中50%以上是糖分。

❸看黏度：口感细腻、黏度不足的不要买，因为其中燕麦含量低、糊精含量高。

燕麦储存

◎燕麦粒里面掺放用纱布包起来的花椒，密封后置于阴凉干燥处。如果是开封了的燕麦片，需要连同包装放入密封容器内，盖上容器盖，再置于通风、干燥处保存即可。

燕麦清洗

◎燕麦清洗时一般用清水轻轻搅动淘洗，至没有杂质即可。

果仁燕麦粥

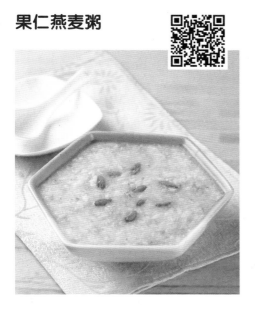

材料：水发大米120克，燕麦85克，核桃仁、扁桃仁各35克，腰果、葡萄干各20克

做法：

（1）把核桃仁、扁桃仁、腰果、葡萄干等干果放入榨汁机干磨杯中，磨成粉末状，把干果粉末倒出，待用。

（2）砂锅中注入适量清水烧开，倒入洗净的大米，搅散，再加入洗好的燕麦，用小火煮30分钟，至食材熟透。

（3）揭开盖，倒入干果粉末，放入部分洗好的葡萄干，搅拌匀，略煮片刻。

（4）把煮好的粥盛出，装入汤碗中，撒上剩余的葡萄干即可。

奶香燕麦粥

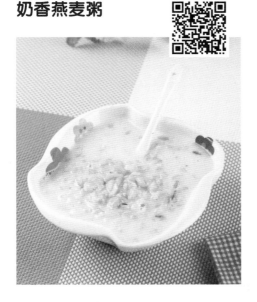

材料：燕麦片75克，松子20克，配方奶粉30克

做法：

（1）汤锅中注入适量清水，用大火烧开，倒入准备好的燕麦片。

（2）再放入适量松子，用锅勺搅拌均匀，盖上盖，用小火煮30分钟至食材熟烂，揭盖，放入适量的配方奶粉。

（3）用勺子将其搅拌均匀，再调成大火，将其煮至沸腾。

（4）关火后把煮好的粥盛出，装入碗中，待其稍凉即可。

荞麦

Buckwheat

● 食用量 ●
每次约60克

盛产季节											
1月	2月	3月	4月	5月	6月	7月	8月	9月	10月	11月	12月

5~9月

『性味归经』
性平，味甘，
归大肠、肾经

『荞麦简介』 荞麦为蓼科植物荞麦的种子，又叫乌麦、荞子。荞麦起源于我国，是一种古老的粮食作物，早在公元前5世纪的《神龙书》中就已有记载。

『营养成分』 含维生素B_1、维生素B_2、维生素E，磷、钙、铁，氨基酸、脂肪酸等。

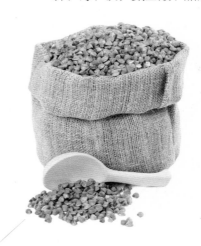

热量
1293
千焦/100克

认识荞麦

食 材 功 效

❶荞麦粉中含蛋白质（质量分数）7%~13%，高于大米和白面；含19种氨基酸，其中赖氨酸和精氨酸含量大大超过其他粮食作物，尤其符合儿童成长需要。

❷荞麦含植物脂肪（质量分数）2%~3%，其中对人体有益的油酸和亚油酸含量也很高，可降低胆固醇。

❸荞麦因含钙、镁、铁、维生素B_1等有效成分，对于

高脂血症及由此引起的心脑血管疾病具有良好的预防保健作用，是一种理想的保健食品。

❹荞麦含有烟酸，能够促进机体的新陈代谢，增强解毒能力，还能扩张小血管和降低血液胆固醇。

『荞麦枸杞豆浆』

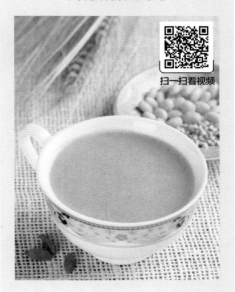

扫一扫看视频

适 合 人 群

一般人群均可食用，尤其适宜消化不良、食欲欠佳、便秘的人食用，但脾胃虚寒的人不宜食用。

烹 饪 指 南

可做粥，常加工成面粉使用。

实 用 小 偏 方

将洗净的荞麦米和瘦肉丝同煮，至八成熟时，可放入适量的配料（黄瓜、胡萝卜等），熟时加入适量的盐即可。此粥除有止咳、平喘的作用外，对高血压等心血管病也有辅助治疗的功效。

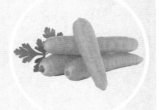

荞麦的种类

◎苦荞麦

别名菠麦、乌麦、花荞等。《本草纲目》记载：苦荞麦性味苦、平、寒，有益气力、降气、宽肠、健胃的作用。

◎金荞麦

别名苦荞麦、野桥荞麦、天荞麦。其性凉，味辛、苦，有清热解毒、健脾利湿的作用。主产于陕西、江苏、浙江、湖北等省。

◎甜荞麦

味甘，性凉，能健脾除湿、消极降气、健胃、收敛，用于止虚汗。炒香研末，外用收敛止汗、消炎。

荞麦选购

◎正常荞麦的形状一般为卵形，黄色或青褐色，表皮光滑。挑选时，以颗粒饱满完整、无虫蛀、干燥、大小均匀的为佳品。挑选的时候应选出几颗来用手捏捏，坚实、圆润者为佳。另外，光泽好的荞麦营养和口感也是一流的。

荞麦储存

◎荞麦的储存方法有以下两种。

❶通风储存法：荞麦或荞麦粉可以用袋子装好、扎口，置有盖容器内并于阴凉、干燥处保存，须谨防潮湿。

❷冰箱冷藏法：荞麦面可以与干燥剂同放在密闭容器内，放在冰箱冷藏室里低温保存。

荞麦清洗

◎将荞麦放在干净的盆里，加水轻轻地搅动，去除杂质即可。注意清洗次数不要过多，以免造成营养成分流失。

豆芽荞麦面

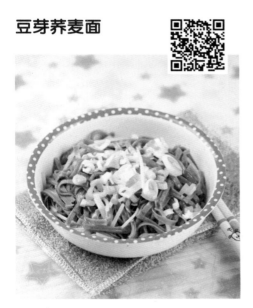

材料： 荞麦面条90克，大葱40克，绿豆芽20克

调料： 盐3克，生抽3毫升，食用油2毫升

做法：

（1）将洗净的绿豆芽切段，洗好的大葱切碎片，把荞麦面条扯成小段。

（2）锅中注入适量清水烧开，加入少许盐、食用油、生抽，拌煮片刻。

（3）倒入荞麦面条，拌匀搅散，用小火煮4分钟至荞麦面条熟软。

（4）放入绿豆芽段，煮片刻至全部食材熟透，盛出煮好的食材，撒上大葱片，浇上少许热油即可。

鸡丝荞麦面

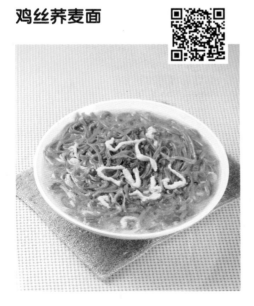

材料： 鸡胸肉120克，荞麦面条100克，葱花少许

调料： 盐2克，鸡粉少许，水淀粉、食用油各适量

做法：

（1）将鸡胸肉切丝，装入碗中，放少许盐、鸡粉、水淀粉拌匀，再注入少许食用油，腌渍约10分钟。

（2）锅中注入适量清水烧开，放入少许食用油、荞麦面条、鸡粉、盐，煮约2分钟至面条断生，放入鸡肉丝，转中火续煮约1分钟，至全部食材熟透。

（3）盛出煮好的面条，撒上葱花即成。

高粱

Sorghum

● 食用量 ●
每次50克

盛产季节											
1月	2月	3月	4月	5月	6月	7月	8月	9月	10月	11月	12月

8~10月

『性味归经』

性温，味甘、涩，
归脾、胃经

『高粱简介』 高粱为禾本科植物蜀黍的种仁，有红、白两种，自古就有"五谷之精"、"百谷之长"的盛誉，是世界四大谷类作物之一。

『营养成分』 含蛋白质，糖类，钙、磷、铁，维生素B_2等。

热量
1404
千焦/100克

认识高粱

食 材 功 效

❶高粱米具有和胃、消积、温中、涩肠胃、止霍乱、凉血解毒的功效。

❷高粱米可辅助治疗脾虚湿困、消化不良及湿热下痢、小便不利等症。

❸高粱温中，可利气、止泄、涩肠胃、止霍乱，适用于下痢及小便湿热不利。

高粱适宜脾胃气虚、大便溏稀、肺结核等患者食用，但糖尿病者应禁食高粱。

烹饪指南

❶高粱米可做饭煮粥，还可做糕点或酿酒。

❷高粱一定要煮烂食用。

❸高粱不宜加碱煮食。

❹高粱适合做点心。高粱用来做粥做饭可能有些粗糙，但是磨成面粉做成点心，则细腻不少。

❺高粱米碾粉熟食，有健脾益胃、充饥养身的作用，可供脾虚有水湿者食用。

美味菜肴

『山楂高粱粥』

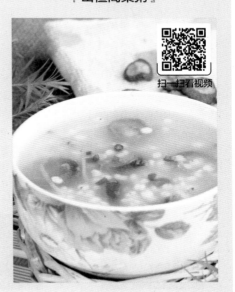

扫一扫看视频

实用小偏方

❶取高粱米50克，冰糖适量。煮高粱米至烂为粥，加入冰糖再煮，糖化后温服，有健脾益胃、生津止渴的功效。

❷取高粱米100克，桑螵蛸20克。先将桑螵蛸用清水煎熬3次，收滤液500毫升，然后将高粱米洗净，放入砂锅内掺入桑螵蛸汁，置火上煮成粥，至高粱米烂时即成，有和胃健脾、益气消积的功效。

❸苦参18克，高粱根30克，水煎分3次服用，可治急性细菌性痢疾。

❹取红高粱50克，大枣10枚。大枣把核炒焦，高粱炒黄，共研细末，可治小儿腹泻、大便糖稀。2岁小孩每次服10克，3~6岁小孩每次服15克，一日服2次。

高粱的种类

◎多脉高粱

颖果成熟时顶端微外露，椭圆形或倒卵状椭圆形，背部圆凸，胚卵状椭圆形，胚乳粉状，白色，种脐椭圆形。谷粒可酿酒。

◎白银香米高粱

是从国外新引进的香型超大穗优质高产食用高粱品种。穗型紧凑，籽粒透明无壳，米色洁白如银，故叫白银米。

◎球果高粱

果实宽可达4毫米，无毛或顶端有毛，外稃具芒，颖果熟时完全为颖所包或微露，倒卵形至亚球形，赤褐色至粉红色。

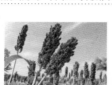

◎早熟甜高粱

主要是指生育期在120天以下的甜高粱品种。髓质甜脆，口味纯正。出苗至成熟118天左右，适合无霜期短的地区种植。

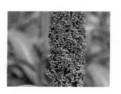

◎光高粱

分布于中国浙江、福建、台湾、广东、海南、广西、云南、贵州等地，日本至东南亚、大洋洲也有栽培。叶可作家畜饲料。

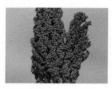

◎卡佛尔高粱

原产南非，现世界各国多引种栽培。颖果椭圆形至近圆形，两面平凸，或腹面微扁平，熟时白色、黄色或棕红色。

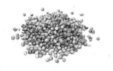

◎甜高粱

又名甜芦素、雅津甜高粱。在我国华东地区野生的甜芦素，一般也称作甜高粱，但是其糖度和产量很低。呈青灰色。

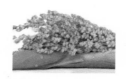

◎石茅高粱

野生于我国海南、台湾、广东和广西等地，安徽、江苏等省已引种成功。籽粒椭圆形，成熟时为淡黄色或带淡紫色。

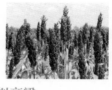

◎拟高粱

茎叶质地柔嫩、多汁，谷粒棕黄色。主要分布于福建、广东、广西等地区。籽粒似橄榄，光滑，呈棕黑色，谷粒棕黄色。

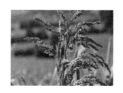

◎非洲甜高粱

适合非洲种植的甜高粱。穗粒重60克以上。

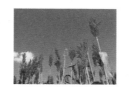

◎分枝大红穗高粱

本品种因其茎各节均可发生分枝，籽粒呈红色而得名。

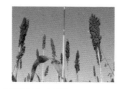

◎印度甜高粱

适合印度种植的甜高粱品种。我国东北、华北、西北及南方各省市均可种植。

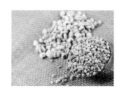

◎弯头高粱

颖果近圆形，背腹扁，成熟时露于颖之外，乳白色，侧线明显，胚痕椭圆形，胚乳白色。产于新疆。

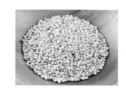

◎硬秆高粱

原产非洲、印度，我国有引进。颖果椭圆形、倒卵状椭圆形或宽倒卵形，成熟时明显裸露，白色、黄色至红色，侧线明显。

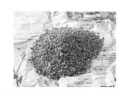

◎苏丹草高粱

原产于非洲北部苏丹高原地区。喜温暖湿润，耐旱力强，不耐寒、涝。种子成熟时穗色变黄而干燥，种粒有光泽，压之有硬感。

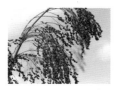

◎散穗高粱

主产于我国东北。颖果成熟时为乳白色、暗黄色、红色至暗棕色。散穗高粱在我国东北曾作为主要谷物栽培。

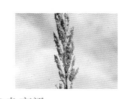

◎杂高粱

产于南美和中美洲。印度和我国少数园圃引种栽培作牧草。子房椭圆形，有柄小穗雄性，较无柄小穗狭窄，颖的质地较薄。

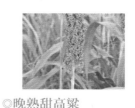

◎晚熟甜高粱

主要是指生育期在135天以上的甜高粱品种。穗长约29厘米，千粒重22克。穗粒重60克以上。我国大部分地区均可种植。

高粱米选购

◎对市售的高粱米，可以从外形、气味等方面去判断其品质优劣。

❶观外形：一般高粱米呈乳白色，有光泽，颗粒饱满完整，均匀一致。观察断面质地紧密，无杂质、虫害和霉变。次质和劣质高粱米色泽暗淡，颗粒皱缩不饱满，质地疏松，有虫蚀粒、生芽粒、破损粒，有杂质。

❷闻气味：取少量高粱米于手掌中，用嘴哈热气，然后立即嗅其气味，优质高粱米具有高粱固有的气味，无任何其他不良气味。

❸尝味道：取少量高粱米咀嚼，优质高粱米的滋味微甜，劣质的高粱米则会有涩味、苦味、辛辣味等其他味道。

高粱米储存

◎买来的高粱米，可以使用以下方法进行储存：

❶通风储存法：将高粱米装入有盖容器中，置于通风、干燥处保存，要注意防虫蛀。

❷冰箱冷藏法：高粱米可以用小袋子分装，放入冰箱的冷藏室内冷藏保存。

❸瓶装储存法：将高粱米装进大的塑料瓶里，将瓶盖拧好，可以保存较长时间。

❹蒜瓣防虫法：将高粱米放在阴凉通风处，高粱堆里放些蒜瓣即可防虫。食用前，如果高粱中有蒜味，只要淘洗时用手多搓几次即可。

高粱米清洗

◎淘洗一两次，直到无悬浮杂质即可。注意清洗次数不要过多，以免造成营养成分流失。

高粱大枣补脾胃豆浆

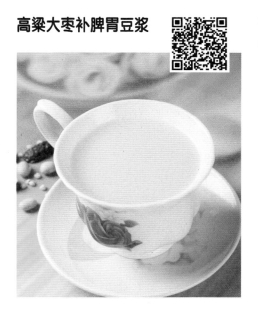

材料：黄豆60克，高粱米、大枣各20克

做法：

（1）洗净的大枣去核，切成小块。

（2）将浸泡约8小时的黄豆倒入碗中，放入高粱米，加入适量清水，搓洗干净。

（3）把备好的黄豆、高粱米、大枣倒入豆浆机中，注入适量清水至水位线。

（4）盖上豆浆机机头，选择"五谷"程序，开始打浆，待豆浆机运转约20分钟，即成豆浆。

（5）把煮好的豆浆倒入滤网，滤取豆浆，再倒入杯中即可。

车前子绿豆高粱粥

材料：水发高粱200克，水发绿豆150克，通草、橘皮、车前子各少许

做法：

（1）取一个隔渣袋，倒入通草、橘皮、车前子，扎紧袋口，制成药袋。

（2）砂锅中注入适量清水烧开，放入药袋，烧开后用中火煮约15分钟，至药材析出有效成分。

（3）取出药袋，再倒入绿豆、高粱拌匀，烧开后用小火煮约30分钟。

（4）揭盖，搅拌几下，关火后盛入碗中即成。

芝麻

Sesame

● 食用量 ●
每次10~20克

盛产季节											
1月	2月	3月	4月	5月	6月	7月	8月	9月	10月	11月	12月

7~9月

『芝麻简介』 芝麻仁为胡麻科植物芝麻的种子，又叫胡麻、油麻，主要有黑芝麻、白芝麻两种。古代养生学家陶弘景对芝麻的评价是"八谷之中，唯此为良"。

『营养成分』 含蛋白质，铁、钙，维生素A、维生素D、维生素E、B族维生素，糖类等。

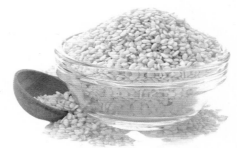

热量
2124
千焦/100克

『性味归经』
性平，味甘，
归肝、肾、肺、脾经

认识芝麻

食材功效

❶芝麻仁含有大量的亚油酸、花生油酸等不饱和脂肪酸，能抑制人体对胆固醇、脂肪的吸收，预防高血压、动脉硬化等心血管疾病的发生，并具有补脑效果。

❷芝麻仁含脂肪甚多，能润肠通便，对肠液减少引起的便秘，单独应用即有效。

❸芝麻仁含有丰富的维生素E，可抑制体内自由基活跃，能达到抗氧化、延缓人体老化的功效。

适合人群

一般人群都可食用，尤其适宜肝肾不足所致的眩晕、眼花、视物不清、腰酸腿软、耳鸣耳聋、发枯发落、头发早白之人食用。

烹饪指南

芝麻仁外面有一层稍硬的蜡，把它碾碎后食用才能使人体吸收到营养，所以整粒的芝麻仁最好是加工后再吃。

『黑芝麻牛奶粥』

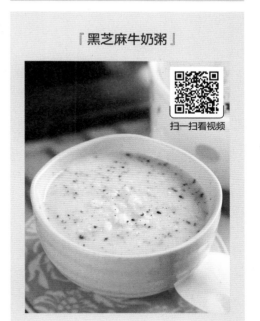

扫一扫看视频

实用小偏方

❶芝麻仁50克炒熟研末，待粳米100克煮成粥后，拌入芝麻仁末同食。此粥对肝肾功能不足、习惯性便秘等症有良好的辅助疗效。

❷取黑芝麻仁25克，炒熟后捣碎，加适量大米煮成粥，每天食用1次，此方可改善由于肝肾虚弱所引起的头发早白，对"少白头"有良好的治疗作用。

❸取芝麻仁10克，核桃仁2个，生姜2片，共嚼食，细嚼慢咽，每晚1次，对哮喘有减轻作用。

❹黑芝麻仁120克，白糖30克，炒熟研末拌匀，食用，可有效改善干咳。

❺黑芝麻仁及红糖各500克，黑芝麻仁炒焦研末后加红糖拌匀食用，可有效缓解便血症状。

芝麻的种类

◎襄阳犀牛角

襄阳犀牛角是湖北省襄阳市农家品种。果尖较长，有的稍歪。每蒴种子70～80粒，粒大中等，种皮白色。

◎尉氏柳条青

尉氏柳条青是河南省农家品种。籽粒扁椭圆形，种皮深黄色。

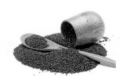

◎鄱阳黑芝麻

鄱阳黑芝麻因其生长生态环境优良，土壤肥沃，其品质较其他地方更胜一筹。具有润肠、活血、补肝肾、乌须发之功效。

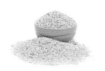

◎上蔡紫花叶二三

上蔡紫花叶二三是河南省农家品种。籽粒饱满，呈扁卵圆形，种皮深黄色。

◎南阳八大杈

河南南阳地区的农家品种。种皮黄色，千粒重3克以上，含油率（质量分数）54%。成熟时蒴果不易炸裂。

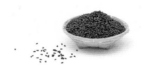

◎都昌黑芝麻

都昌黑芝麻系都昌县地方品种，含有丰富的不饱和脂肪酸、卵磷脂，味甘性平，有补血、补肝脾、润肠、黑发、黑须之功效。

◎野芝麻

小坚果倒卵圆形，长约1毫米，黑色，先端截形，基部渐狭，淡褐色。分布于东北、华北、华东以及陕西、甘肃、湖北等地。

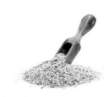

◎武昌九根头

武昌九根头是湖北省武昌、汉阳地区的农家良种。种皮灰褐色或灰白色。主要分布在湖北省长江中、下游沿岸地区。

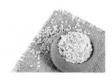

◎安茨大八杈

安茨大八杈是河北省廊坊地区农家良品种。种皮白色。主要分布在河北省廊坊地区安次县和天津郊区武清区。

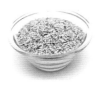

◎武昌迟芝麻

武昌迟芝麻是湖北省武汉市江夏区一年三熟制的地方品种。种皮深褐色，千粒重3克以上。

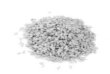

◎四棱糙

四棱糙是安徽省阜阳地区的农家品种。种皮黄色，成熟时蒴果不易炸裂，主要分布在安徽及河南省芝麻主产区。

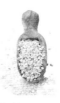

◎佛座芝麻

江西省的农家良种，又名"矮黄脚"。种皮暗白色。适宜在江西省南昌、吉安、宜春等地种植，夏、秋播种。

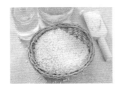

◎五撮莲

五撮莲是陕西兴平市的农家品种。种皮白色，含油率（质量分数）53.9%。本品曾是陕西关中地区生产的优良品种。

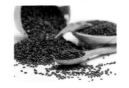

◎霸王鞭黑芝麻

霸王鞭黑芝麻种皮乌黑，籽粒饱满，种子内含多种维生素、氨基酸及钙、磷、铁、钾、锌等元素，营养丰富。

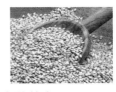

◎大肚芝麻

大肚芝麻是海南省种植面积较大的农家品种。种皮褐色，含油率（质量分数）53%。主要分布于海口市郊区及琼山、澄迈等地。

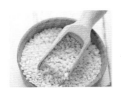

◎平舆白芝麻

以个大籽饱、皮薄肉厚、色泽洁白、口味香醇等独特的优异品质而享誉国内外，含油率高。

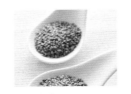

◎老红芝麻

老红芝麻是湖北省襄阳、枣阳和光化三地北部岗地普遍种植的农家品种。种皮褐色，含油率（质量分数）51%。

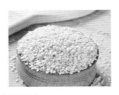

◎紫秆糙

紫秆糙是湖北汉水沿岸平原地区的农家品种，襄阳、钟祥一带均有种植。种皮白色，含油率（质量分数）49.3%。

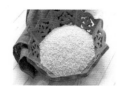

◎宜阳白芝麻
河南省宜阳县地方良种。植株高大，茎秆粗壮，节密，叶片较肥大。

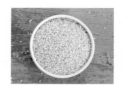

◎驻马店白芝麻
系河南省驻马店地区农业科学研究所1978年用宜阳白芝麻作母本，用驻芝1号作父本杂交选育而成的品种，白粒。

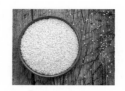

◎柘城铁权股
粒形扁椭圆，种皮白色。含油率（质量分数）53.75%。

芝麻仁选购

◎购买芝麻仁时，可以从外形和味道去判别优劣：

❶观外形：品质优良的白芝麻仁色泽鲜亮、纯净，外观白色，大而饱满，皮薄，嘴尖而小；劣质芝麻仁的色泽发暗，外观不饱满或萎缩，嘴尖过长，有虫蛀粒、破损粒。

❷尝味道：真正的黑芝麻仁吃起来不苦，反而有轻微的甜感，有芝麻仁香味，不会有任何异味；而染色的黑芝麻仁有种奇怪的机油味，而且发苦。

芝麻仁储存

◎可将芝麻仁放在干燥、密封性好的容器内，置于阴凉处，也可将干的芝麻仁装入双层袋内，挤掉袋中空气，扎紧袋口即可。

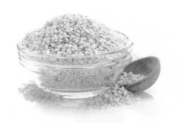

芝麻仁清洗

◎把芝麻仁倒在纱布上，去泥，提起纱布四角，扎紧，放进水盆里揉搓，再连包带芝麻仁放进洗衣机甩干，最后晒干即可。

芝麻仁带鱼

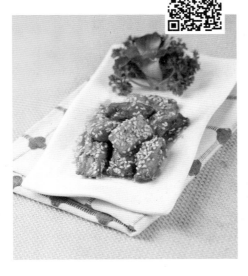

材料：带鱼140克，熟芝麻仁20克，姜片、葱花各少许

调料：盐3克，鸡粉3克，淀粉7克，生抽4毫升，水淀粉、辣椒油、老抽、料酒、食用油各适量

做法：

（1）带鱼切块，装碗，加姜片、盐、鸡粉、生抽、料酒、淀粉拌匀，腌渍约15分钟，入油锅，炸黄捞出。

（2）锅底留油，倒入少许清水，加入辣椒油、盐、鸡粉、生抽，拌匀煮沸。

（3）倒入适量水淀粉，调成浓汁，淋入老抽，炒匀上色，放入带鱼块炒匀，撒入葱花，撒上熟芝麻仁即可。

芝麻仁莴笋

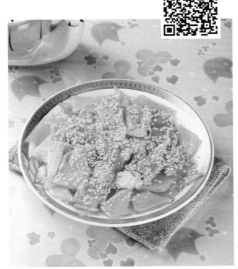

材料：莴笋200克，白芝麻仁10克，蒜末、葱白各少许

调料：盐3克，鸡粉4克，蚝油5克，水淀粉、食用油各适量

做法：

（1）将莴笋切成片；烧热炒锅，倒入白芝麻仁，用小火炒出香味，盛出。

（2）锅中注水烧开，放入少许盐、鸡粉，倒入莴笋片，焯煮约1分钟。

（3）用油起锅，放入蒜末、葱白，爆香，倒入焯好的莴笋片炒匀，加入适量盐、鸡粉、蚝油，炒匀调味。

（4）倒入适量水淀粉，快速炒匀，盛出，再撒上白芝麻仁即可。

芡实

Gorgon

● 食用量 ●
每次约50克

盛产季节											
1月	2月	3月	4月	5月	6月	7月	8月	9月	10月	11月	12月
					7～10月						

『芡实简介』 芡实为睡莲科芡属植物芡的种仁，又名鸡头实、鸡头、鸡嘴莲、刺莲蓬实、鸡头果，是秋季进补的首选食物。

『营养成分』 含蛋白质、淀粉、脂肪、糖类、粗纤维、灰分，以及钙、磷、铁，维生素B_1、维生素B_2、维生素C等。

热量
1404
千焦/100克

『性味归经』
性平，味甘、涩，
归脾、肾经

认识芡实

食 材 功 效

❶芡实性味甘涩平，具有固肾涩精、补脾止泄、镇痛镇静的作用，能缓和腹泻、成人小便失禁、尿频神经痛、风湿骨痛、腰膝关节痛等症。

❷长期食用芡实，能促进血液循环，不仅可以聪耳明目、美化肌肤，还可防止衰老。

❸芡实可以加强小肠吸收功能，增加血清胡萝卜素浓

度，从而使肺癌、胃癌的发病概率下降。

美味菜肴

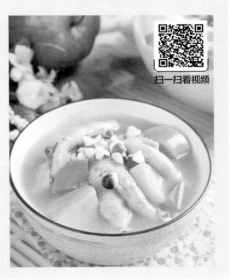

『芡实苹果鸡爪汤』

扫一扫看视频

适合人群

一般人均可食用，尤其适宜妇女脾虚白带频多者食用，适宜虚梦遗滑精、早泄、慢性腹泻者食用。

烹饪指南

❶芡实较硬实，烹调前宜用水浸泡1小时左右，使其变软。
❷秋季用芡实进补可制作芡实粥。将炒芡实50克倒入锅内，加水煮开片刻，再加大米100克，粥成即可食用。

芡实的种类

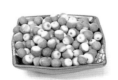

◎紫花南芡
百粒芡米重约170克。芡米糯性，肉色略带淡黄色，品质好。

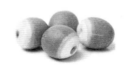

◎白花南芡
芡叶重500~1000克，果内有种子200粒左右。

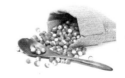

◎北芡
又称刺芡，分布较广，变异较多。果实细小，外表光滑。

◎芡实的选购从外形上看以颗粒圆整、大小均匀的为佳。从颜色上看，应当色泽白亮，如外观虽白但光泽不足、色菱，则品质较差；若颜色带黄，则可能是陈货。从干湿度上看，用嘴咬后松脆易碎的干燥的芡实为佳。

◎新鲜的芡实可用双层塑料袋包装，置于干燥、通风处贮存，温度应该在30℃以下。芡实富含淀粉，易遭虫蛀及鼠害，因此储存期间需定期检查。对于小量轻度虫蛀的芡实，可及时曝晒，筛去虫尸、碎屑，然后装袋或置陶罐容器内密封。

◎清洗芡实时，只需放在清水中淘洗两遍即可。

怀山芡实老鸽汤

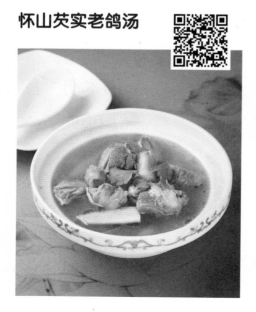

材料：鸽子肉200克，怀山45克，芡实40克，龙眼肉40克，枸杞子8克，姜片20克

调料：盐2克，鸡粉2克，料酒10毫升，胡椒粉适量

做法：

（1）鸽子肉斩成小块，锅中注水烧开，倒入鸽肉块，加料酒煮沸，撇去血水。

（2）砂锅中注入适量清水烧开，倒入姜片、怀山、芡实、龙眼肉、枸杞子。倒入鸽肉，淋入少许料酒。

（3）烧开后用小火炖约1小时，至食材熟烂，放入盐、鸡粉、胡椒粉，略煮片刻，搅拌匀即可。

金樱子芡实粥

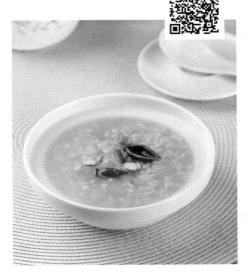

材料：金樱子8克，芡实20克，水发大米180克

调料：盐2克

做法：

（1）砂锅中注入适量清水，用大火烧开。

（2）倒入洗净的金樱子、芡实。

（3）放入洗好的大米，搅拌匀。

（4）盖上盖，用小火煮约1小时，至食材熟透。

（5）揭开盖子，加入少许盐。

（6）搅拌均匀，使粥味道均匀。

（7）关火后将熬煮好的粥盛出，装入碗中即可食用。

金樱子芡实羊肉汤

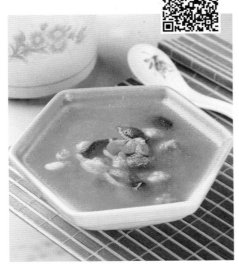

材料：羊肉300克，金樱子20克，芡实30克，姜片20克

调料：料酒20毫升，盐3克，鸡粉3克

做法：

（1）洗净的羊肉切成丁。锅中注水烧开，倒入羊肉丁，淋入适量料酒，煮至沸，撇去血水，捞出。

（2）砂锅中注入适量清水烧开，放入姜片、芡实、金樱子，倒入焯过水的羊肉，淋入适量料酒，烧开后用小火炖煮90分钟至羊肉熟透。

（3）加入少许盐、鸡粉，搅拌均匀，略煮片刻至食材入味，关火后盛出煮好的汤料，装入碗中即可。

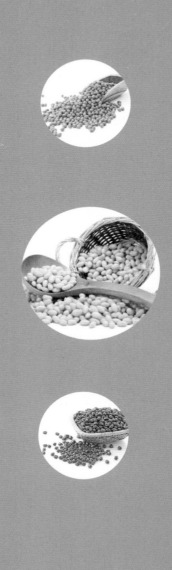

PART 3

豆 类

豆类泛指所有长有豆荚的豆科植物。豆类的品种很多，主要有大豆、蚕豆、绿豆、豌豆、赤豆、黑豆等。根据豆类的营养素种类和数量可将它们分为两大类，一类以高蛋白质、高脂肪为特征，以黄豆为代表；另一种豆类则以糖类含量高为特征，如绿豆、赤豆。

黄豆

Soy

● **食用量** ●
每次约40克

8~9月

『性味归经』
性平，味甘，
归大肠、脾经

『黄豆简介』　黄豆为荚豆科植物大豆的种子，又叫大豆、黄大豆，是所有豆类中营养价值最高的。故黄豆有"田中之肉""植物蛋白之王"等美誉。

『营养成分』　含蛋白质、膳食纤维、脂肪，以及维生素A、维生素E、胡萝卜素、钙、钾等。

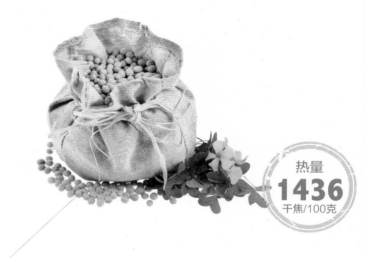

热量
1436
千焦/100克

认识黄豆

食材功效

❶黄豆含丰富的铁，易被人体吸收，可防止缺铁性贫血，对婴幼儿及孕妇尤为重要；其所含的锌具有促进生长发育、防止不育症的作用；而所含的维生素B_1可促进婴儿脑部的发育，防止肌痉挛。

❷黄豆含有蛋白质和豆固醇，能明显地改善和降低血脂和胆固醇，从而降低患心血管疾病的概率。

❸黄豆富含不饱和脂肪酸，有保持血管弹性、健脑和防止脂肪肝形成的作用。

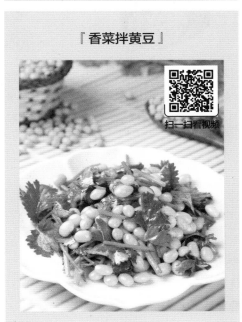

『香菜拌黄豆』

扫一扫看视频

适 合 人 群

一般人均可食用。

烹 饪 指 南

黄豆制作的食品种类繁多，可用来制作主食、糕点、小吃等。将黄豆磨成粉，与米粉掺和后可制作团子及糕饼等，也可作为加工各种豆制品的原料，如豆浆、豆腐皮、腐竹、豆干等。

黄豆的种类

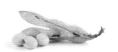

◎高油大豆

其含油率21%以上，蛋白质含量不低于38%（干基），主要用于榨油。东北三省及内蒙古东部地区是高油大豆的主产区。

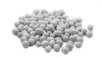

◎巴彦大豆

巴彦县位于黑龙江省中部偏南，地处松嫩平原、松花江中游北岸。巴彦大豆籽粒饱满，呈黄色，粒圆形，直径为4～9毫米，表面光滑。

◎富锦大豆

黑龙江省富锦市特产。富锦大豆成熟粒呈圆形和椭圆形，色泽微黄或黄色，粒大，粒圆，饱满，光滑皮薄，脐色淡黄白。

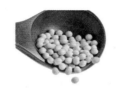

◎北安大豆

黑龙江省黑河市特产之一。北安大豆粒大粒圆，高油高蛋白，营养丰富。北安是黑龙江大豆的主产区。

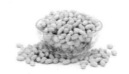

◎嘉荫大豆

产地位于黑龙江省伊春市嘉荫县，大豆籽粒为椭圆形，黄色籽粒，蛋白质含量为（质量分数）40.57%。

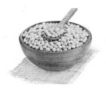

◎铜陵大豆

铜陵地方优良品种，有大平头黄和小平头黄两个品系，蛋白质含量（质量分数）分别为47.87%和47.31%。

黄豆选购

◎可从外形、颜色等判断黄豆质量的优劣。

❶观外形：颗粒饱满且整齐均匀的为优质黄豆。

❷看颜色：颜色亮、有光泽的是优质黄豆。

❸闻气味：选有正常的清香气的黄豆，香气太浓的最好不要选购。

黄豆储存

◎放进密封容器里，置于阴凉通风处保存。

黄豆清洗

◎用清水冲洗两三遍即可。

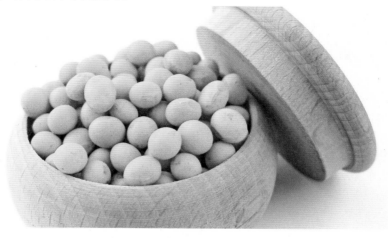

小米黄豆粥

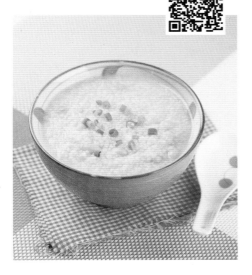

材料：小米50克，水发黄豆80克，葱花适量

调料：盐2克

做法：

（1）砂锅中注入适量清水烧开，倒入泡发洗净的黄豆和小米。

（2）用锅勺将锅中食材搅拌均匀，盖上盖，转大火烧开，调小火煮30分钟至小米熟软。

（3）揭开锅盖，搅拌几下，以免粘锅。

（4）加入适量盐，快速拌匀至入味。

（5）关火，盛出粥装入碗中，再放上适量葱花即可。

海带黄豆猪蹄汤

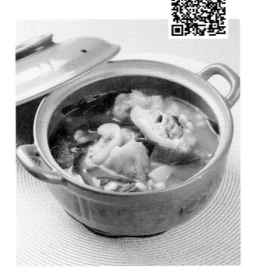

材料：猪蹄500克，水发黄豆100克，海带80克，姜片40克

调料：盐、鸡粉各2克，胡椒粉少许，料酒6毫升，白醋15毫升

做法：

（1）将猪蹄斩成小块；海带切成小块。

（2）锅中注水烧热，放入猪蹄块，淋上白醋，煮一会儿，捞出待用，再放入海带块，煮约半分钟，捞出。

（3）砂锅中注水烧开，放入姜片、黄豆、猪蹄块、海带块搅匀，淋入料酒煮沸。

（4）用小火煲煮约1小时，再加鸡粉、盐，撒上胡椒粉煮片刻即可。

黄豆蛤蜊豆腐汤

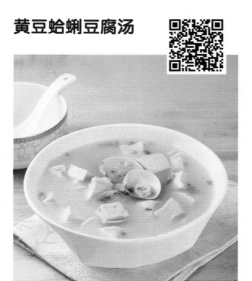

材料：水发黄豆95克，豆腐200克，蛤蜊200克，姜片、葱花各少许

调料：盐2克，鸡粉、胡椒粉各适量

做法：

（1）豆腐切成小方块；蛤蜊打开，洗净。

（2）锅中注入适量清水烧开，倒入黄豆，用小火煮20分钟至其熟软。

（3）倒入豆腐块、蛤蜊，放入姜片，加入适量盐、鸡粉，搅匀调味。

（4）用小火再煮8分钟，至食材熟透。

（5）撒入胡椒粉搅拌均匀，关火盛出汤料，装碗，撒上葱花即可。

黄豆荸荠鸭肉汤

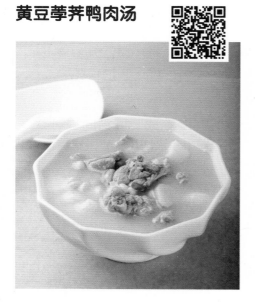

材料：鸭肉块500克，荸荠110克，水发黄豆120克，姜片20克

调料：料酒20毫升，盐2克，鸡粉2克

做法：

（1）荸荠去皮切块。

（2）锅中注水烧开，放入鸭肉块，加入适量料酒，搅拌匀，煮至沸，撇去血水。

（3）砂锅中注入适量清水烧开，倒入黄豆、荸荠块、鸭肉块，撒上姜片，淋入适量料酒，烧开后用小火炖40分钟。

（4）加入少许盐、鸡粉，拌匀调味，关火后将汤料盛出装碗即可。

黄豆焖鸡翅

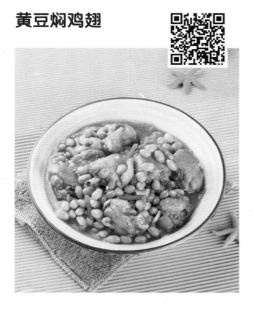

材料：水发黄豆200克，鸡翅220克，
姜片、蒜末、葱段各少许

调料：盐2克，鸡粉3克，生抽2毫升，
料酒6毫升，水淀粉、老抽、食
用油各适量

做法：

（1）鸡翅斩块，加盐、鸡粉、生抽、料
酒、水淀粉，腌渍15分钟至入味。

（2）用油起锅，放入姜片、蒜末、葱
段爆香，倒入鸡翅块炒匀，加料
酒、盐、鸡粉调味，加少许清
水，放入黄豆炒匀。

（3）放入适量老抽，炒匀上色，盖上
盖，用小火焖20分钟至食材熟透，
大火收汁，加水淀粉勾芡即可。

丝瓜焖黄豆

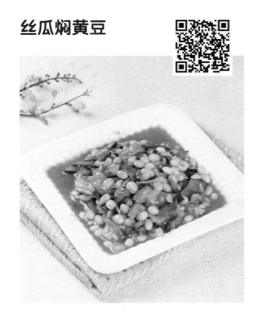

材料：丝瓜180克，水发黄豆100克，
姜片、蒜末、葱段各少许

调料：生抽4毫升，鸡粉2克，豆瓣酱7克，
水淀粉2毫升，盐、食用油各适量

做法：

（1）丝瓜斜切成小块。

（2）用油起锅，放入姜片、蒜末爆
香，倒入黄豆炒匀。

（3）注入适量清水，放入生抽、盐、鸡
粉，烧开后用小火焖15分钟至黄
豆熟软。

（4）倒入切好的丝瓜炒匀，焖5分钟至
全部食材熟透。

（5）放入葱段，加入豆瓣酱，炒匀，焖煮
片刻，倒入适量水淀粉勾芡即可。

黑豆

Black beans

● 食用量 ●
每次约40克

盛产季节											
1月	2月	3月	4月	5月	6月	7月	8月	9月	10月	11月	12月
							9~10月				

『性味归经』
性平，味甘，
归脾、肾经

『黑豆简介』 黑豆为蝶形花科大豆的黑色种仁，又叫乌豆、黑大豆。黑豆表皮呈黑色，有助于长筋骨、悦颜面、乌发明目、延年益寿。

『营养成分』 含糖类、脂肪、蛋白质、膳食纤维，维生素A、维生素E、胡萝卜素，镁、钙、钾、磷、铁等。

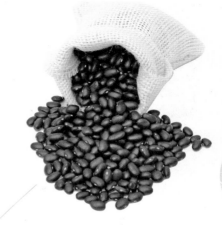

热量
1524
千焦/100克

认识黑豆

食 材 功 效

❶黑豆含有丰富的维生素E，能清除体内的自由基，减少皮肤皱纹，有养颜美容的作用。

❷黑豆含有丰富的膳食纤维，可促进肠胃蠕动，预防便秘。

❸黑豆性味甘平，具有祛风除湿、调中下气、活血、解毒、利尿、明目等功效。

❹黑豆中约含质量分数为2%的卵磷脂，能健脑益智，防止和延缓大脑因老化而迟钝。

适 合 人 群

一般人都可食用，尤其适合盗汗、眩晕、头痛、水肿、胀满、风毒、足癣、黄疸水肿等症患者食用。

烹 饪 指 南

❶可直接煮熟食用，也可将黑豆制成黑豆浆、豆腐、黑豆面条、黑豆奶食用。
❷黑豆炒熟后，热性大，多食易上火，故不适宜生吃，尤其是肠胃不好的人会出现胀气现象。

美 味 菜 肴

『姜汁黑豆豆浆』

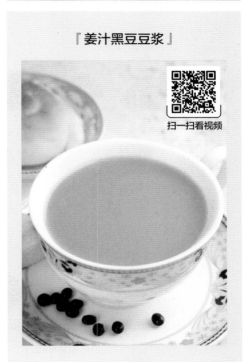

扫一扫看视频

实 用 小 偏 方

❶黑豆600克，加水湿炒热，布熨之，冷即换，治突然腰痛。
❷用黑豆100克，水500毫升，煮汁300毫升，入酒500毫升，再煮为300毫升，分3次温服，治身面水肿。
❸黑豆100克煮汁，饮服，解巴豆毒、下痢不止，又可解砒石毒、河豚毒。
❹用黑豆炒干投酒，热饮或灌，吐则复饮，汁出为宜，治阴毒、伤寒笃者。
❺黑豆250克，煮浓汁，取适量涂患处，治烫伤。

黑豆的种类

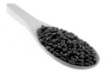

◎丹波黑大豆

从日本引入我国的黑豆品种，其植株高大，根系发达，生长健壮。单株荚数多在150个以上。

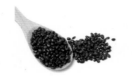

◎有机黑豆

有机黑豆椭圆形或类球形，稍扁，直径5～9毫米。表面黑色或灰黑色，光滑或有皱纹，具光泽，质坚硬。

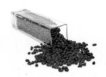

◎青仁黑豆

中晚熟品种，春播120天，夏播105天。株高1米左右，呈扇形。籽粒黑而发亮，豆脐线为白色，内仁碧绿。

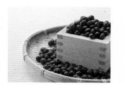

◎黄仁黑豆

为豆科植物大豆的黑色种子。皮黑，籽粒圆润。

◎山黑豆

主要分布在浙江、安徽、湖北等地。荚果倒披针形至披针状椭圆形，基部渐狭成短果颈；种子通常3～5颗，扁球形。

黑豆选购

◎可通过外形和有无染色判断黑豆的质量。

❶观外形：优质的黑豆大而圆润，黑而有光泽，无虫蛀，无异味。

❷看染色：真黑豆有一层白霜，掰开，里面为青色。真黑豆的中间有"小白点"，染色黑豆"小白点"会被染色。

黑豆储存

◎储存黑豆要控制好温度，温度是影响黑豆储存的重要因素，温度低于16℃为宜。也可以将黑豆放在密封的罐子里，将密封好的罐子放置在干燥、通风处。

杜仲黑豆排骨汤

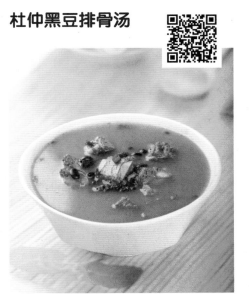

材料：排骨600克，杜仲10克，水发黑豆100克，姜片、葱花各少许

调料：料酒10毫升，盐3克，鸡粉2克

做法：

（1）锅中注入适量清水烧开，倒入排骨汆水后捞出，备用。

（2）砂锅中注入适量清水烧开，放入杜仲、姜片、黑豆，放入排骨。

（3）淋入适量料酒，继续搅拌片刻，烧开后用小火炖1小时，至排骨酥软。

（4）放入少许盐、鸡粉，用勺拌匀调味。

（5）关火后将煮好的汤料盛出，装入汤碗中，撒上葱花即可。

黑豆藕鸡汤

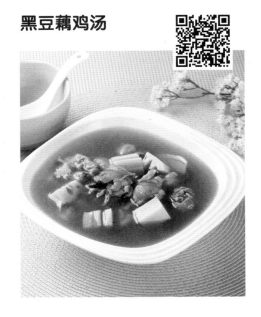

材料：水发黑豆100克，鸡肉300克，藕180克，姜片少许

调料：盐、鸡粉各少许，料酒5毫升

做法：

（1）藕切成丁，鸡肉斩成小块。

（2）锅中注入适量清水烧开，倒入鸡块，煮一会儿，去除血水后捞出。

（3）砂锅中注入适量清水烧开，放入姜片、鸡块、黑豆、藕丁，淋入料酒。

（4）煮沸后用小火炖煮约40分钟，至食材熟透。

（5）加入少许盐、鸡粉调味，续煮一会儿，至食材入味，盛出鸡汤即成。

绿豆

Mung bean

● **食用量** ●
每次约40克

盛产季节											
1月	2月	3月	4月	5月	6月	7月	8月	9月	10月	11月	12月

8~9月

『性味归经』
性凉，味甘，
归心、胃经

『绿豆简介』 绿豆为蝶形花科植物绿豆的种子，又叫青
小豆、青豆子，是我国的传统豆类食物。
它不但具有良好的食用价值，还具有非常
好的药用价值，有"济世之良谷"之称。

『营养成分』 含蛋白质、糖类、膳食纤维，以及维生
素A、维生素E、钾、胡萝卜素等。

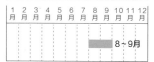

热量
1264
千焦/100克

认识绿豆

食 材 功 效

❶绿豆中的多糖成分能增加血清脂蛋白酶的活性，使三酰
甘油水解，达到降血脂的功效，从而防治冠心病。
❷绿豆中含有单宁等抗菌成分，有局部止血和促进创
面修复的作用。
❸绿豆还是提取植物性超氧化物歧化酶（SOD）的良
好原料，具有很好的抗衰老功能。

绿豆老少皆宜，四季均可食用，但绿豆性凉，脾胃虚弱的人少食。

绿豆尤其适宜冠心病、中暑、暑热烦渴、疮毒患者食用。

❶绿豆可与大米、小米掺和制作成饭、粥等主食，也可磨成粉后制作糕点及小吃。

❷绿豆中的淀粉还是制作粉丝、粉皮及淀粉的原料。此外，绿豆还可制成细沙做馅心。用绿豆熬制的绿豆汤，是夏季清热解毒的饮料。

❸绿豆忌用铁锅煮。

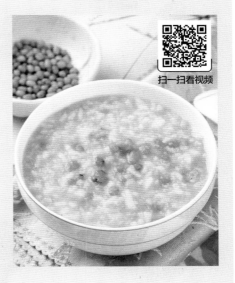

『绿豆粳米粥』

扫一扫看视频

烹制羊肉时，每千克羊肉放绿豆5克，煮沸10分钟后，将水和绿豆一起倒出。这样煮出的羊肉不但膻味全除，而且吃起来香嫩可口。

❶绿豆淘净，加大火煮沸10分钟，取汤冷后食用，用于解毒清热。

❷绿豆1500克，淘净，用水2500毫升，煮烂细研，澄滤取汁，早晚食前各服一小盏，治消渴、小便频数。

❸绿豆100克，忍冬花30克，水煎服，用于夏天预防中暑。

113

绿豆的种类

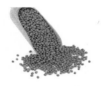

◎黑吉豆

籽粒黑褐色，有斑纹，也有暗绿色、深灰色和深褐色，圆柱形或长椭圆形，种脐白色。

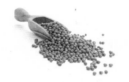

◎明绿豆

表皮绿色，有光泽，沙性小，不易煮烂，但出芽率高，最适合做豆芽菜。

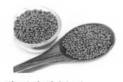

◎碧玉珍珠绿豆

特优型新品种，籽粒黑绿发亮，品质极佳，长期食用可健脾、养肝。

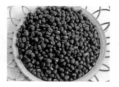

◎黑绿豆

籽粒色泽乌黑发亮，仁肉雪白，百粒重6克。产量接近于普通绿豆。

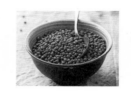

◎毛绿豆

表皮无光泽，沙性大，易煮烂，适合做各种食品。

◎明光绿豆

明光绿豆具有色泽碧绿、粒大皮薄、清香润口、营养丰富等特点。

绿豆选购

◎可通过外形和有无染色判断绿豆的质量。

❶观外形：优质绿豆外皮蜡质，籽粒饱满、均匀，很少破碎，无虫，不含杂质。

❷看颜色：新鲜的绿豆应是鲜绿色的，陈旧的绿豆颜色会发黄。

绿豆储存

◎储存绿豆时，可选择以下的方法：

❶通风储存法：将绿豆装在小布袋中，扎上口系紧，吊在干燥、通风的地方。

❷容器储存法：坛底填少量生石灰吸潮，用麻袋垫上，装入绿豆，再用塑料布将坛口封严，放在干燥阴凉的地方。

海带绿豆汤

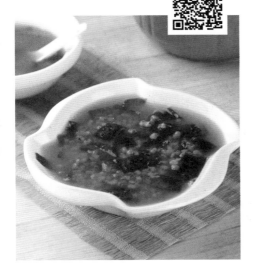

材料：海带70克，水发绿豆80克，冰糖50克

做法：

（1）洗净的海带切块。

（2）锅中注入适量清水烧开，倒入洗净的绿豆，盖上盖，烧开后用小火煮30分钟，至绿豆熟软。

（3）揭开盖，倒入切好的海带。

（4）加入冰糖，搅拌均匀，盖上盖，用小火续煮10分钟，至全部食材熟透。

（5）揭开盖，搅拌片刻，盛出煮好的汤料，装入碗中即可。

马齿苋绿豆汤

材料：马齿苋90克，水发绿豆70克，水发薏米70克

调料：盐2克，食用油2毫升

做法：

（1）将洗净的马齿苋切成段。

（2）砂锅中注入适量清水，烧开，倒入薏米，放入水发绿豆，搅拌匀。

（3）盖上盖，烧开后用小火炖煮30分钟，至食材熟软。

（4）揭盖，放入马齿苋段，搅匀，盖上盖，用小火煮10分钟，至食材熟透。

（5）揭盖，放入适量食用油、盐，拌匀调味即可。

赤豆

Red beans

● 食用量 ●
每次约30克

『 性味归经 』
性平，味甘、酸，
归心、小肠经

『 赤豆简介 』 赤豆富含淀粉，因此又被人们称为"饭豆"，具有"利小便、消胀、除肿、止吐"的功能，被李时珍称为"心之谷"。

『 营养成分 』 含蛋白质、脂肪、糖类，以及维生素B_1、维生素E、烟酸等。

热量
1236
千焦/100克

认识赤豆

食 材 功 效

❶赤豆富含铁质，能让人气色红润。多摄取赤豆，还有补血、促进血液循环、强化体力、增强抵抗力、缓解经期不适症状的效果。

❷赤豆含有的膳食纤维具有良好的润肠通便、降血压、降血脂、调节血糖、解毒抗癌、预防结石、健美减肥的作用。

❸赤豆中的皂苷可刺激肠管，有良好的利尿作用，能解酒、解毒，对心脏病和肾病、水肿患者均有益。

适 合 人 群

一般人群都可食用，尤其适宜水肿、哺乳期妇女。

烹 饪 指 南

赤豆一般用于煮饭、煮粥、做菜、做赤豆汤或冰棍、雪糕之类。由于赤豆淀粉含量较高，且有独特的香气，故常用来做豆沙，以供各种糕团面点的馅料。赤豆还可发制赤豆芽。

美 味 菜 肴

『 玉米须冬葵子赤豆汤 』

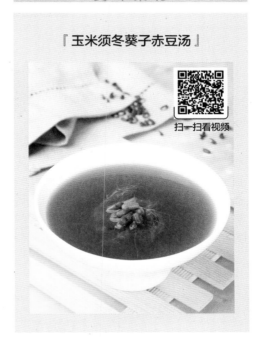

扫一扫看视频

实 用 小 偏 方

❶若患流行性腮腺炎，取赤豆50～70粒研成细粉，和入温水、鸡蛋清或蜜调成稀糊状，摊在布上，敷于患处，一般一次即能消肿。

❷治疗肝硬化腹水：取赤豆500克，活鲤鱼1条，同放锅内，加水2000～3000毫升清炖，至赤豆烂透为止。将赤豆、鱼和汤分数次服下，每日或隔日1剂。连续服用，以愈为止。

❸泡赤豆24小时，煮赤豆两个半小时，煮熟最好成豆沙，服食，有减肥效果。

赤豆的种类

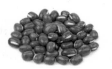

◎丹波赤豆

种子椭圆形，红粒，白脐，色泽鲜。籽粒总糖含量（质量分数）3.37%，粗脂肪0.4%，籽粒商品性好和适口性好。

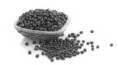

◎宝清赤豆

黑龙江省宝清县特产，产品粒大、皮薄、味香、深红色，粒形独特，近似三角棱柱形，一头整齐一头呈卵形，有棱。

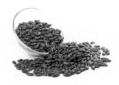

◎大红袍赤豆

荚果圆柱状，平展或下弯，无毛。种子通常暗红色或其他颜色，长圆形，两头截平或近浑圆，种脐不凹陷。

赤豆选购

◎可通过外形和气味来判断赤豆质量的优劣。

❶观外形：赤豆一般以颗粒均匀、色泽红润、饱满光泽、皮薄为佳品。

❷闻气味：优质赤豆通常具有正常豆类的香气和口味。

赤豆储存

◎赤豆的家庭储存方法有以下几种：

❶容器储存法：赤豆用有盖的容器装好，置于阴凉、干燥、通风处保存为宜。

❷辣椒储存法：将赤豆放入塑料袋中，再放入一些剪碎的干辣椒后密封。将密封好的塑料袋放置于干燥通风处，可以防霉、防虫、防潮，通常可保存一年而不变质。

赤豆清洗

◎用清水冲洗两三遍即可。

菜豆赤豆枸杞粥

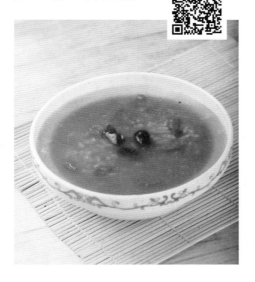

材料： 菜豆150克，水发赤豆90克，水发大米100克，枸杞子15克

做法：

（1）砂锅中注入适量清水烧开，放入赤豆、大米，搅拌匀，烧开后用小火煮30分钟，至食材熟软。

（2）倒入菜豆，加入枸杞子，混合均匀，用小火再煮2分钟，至菜豆熟软。

（3）揭盖，用勺搅拌片刻，以防黏锅。

（4）把煮好的粥盛出，装入汤碗中即可食用。

赤豆南瓜粥

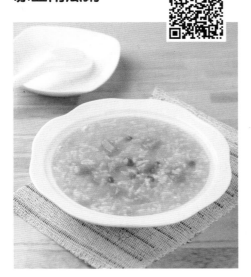

材料： 水发赤豆85克，水发大米100克，南瓜120克

做法：

（1）洗净去皮的南瓜切厚块，再切条，改切成丁，备用。

（2）砂锅中注入适量清水烧开，倒入洗净的大米，搅匀，加入赤豆，搅拌匀。

（3）用小火煮30分钟，至食材软烂，倒入南瓜丁，搅拌匀。

（4）用小火续煮5分钟，至全部食材熟透。

（5）将煮好的粥盛出，装入汤碗。

豌豆

Pea

● 食用量 ●
每次约50克

盛产季节											
1月	2月	3月	4月	5月	6月	7月	8月	9月	10月	11月	12月

3～4月，10～11月

『性味归经』

性平，味甘，
归脾、胃经

『豌豆简介』 因豌豆圆润鲜绿，十分好看，故常用来配菜，以增加菜肴的色彩，促进食欲。

『营养成分』 含蛋白质、脂肪、糖类，以及叶酸、胡萝卜素、维生素B_1、维生素B_2、烟酸等。

热量
428
千焦/100克

认识豌豆

食材功效

❶豌豆含有丰富的维生素C，不仅可以防治维生素C缺乏症，还能阻断人体中亚硝胺的合成，阻断外来致癌物的活化，解除外来致癌物的致癌毒性，提高人体免疫功能。豌豆中还含有能分解亚硝胺的酶，因此具有一定的防癌、抗癌作用。

❷豌豆所含的维生素C，具有美容养颜的功效。

适合人群

一般人均可食用，尤其适合糖尿病患者食用，同时也适宜腹胀、下肢水肿的人食用。对哺乳期乳汁分泌不足的女性也很适宜。

烹饪指南

❶豌豆可作为主食；磨成豌豆粉，是制作糕点、豆馅、粉丝、凉粉、面条、风味小吃的原料；豌豆的嫩荚和嫩豆粒可做菜，也可制作罐头。

❷豌豆适合与富含氨基酸的食物一起烹调，可以明显提高豌豆的营养价值。

美味菜肴

『豌豆拌马铃薯泥』

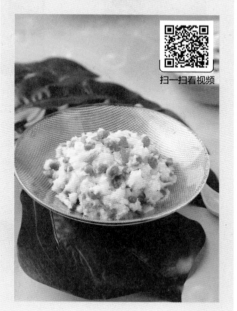

扫一扫看视频

实用小偏方

❶将豌豆苗洗净捣烂，榨取汁液，每次饮50毫升，一日两次，可辅助治疗高血压、冠心病。

❷将鲜豌豆200克煮烂，捣成泥，与炒熟的核桃仁200克，加水200毫升，煮沸，每次吃50毫升，温服，一日两次，能治小儿、老人便秘。

❸嫩豌豆250克，加水适量，煮熟淡食并饮汤。该方有和中生津、止渴下气、通乳消胀之功，可用于烦热口渴或消渴口干，以及产后乳汁不下、乳房作胀。

❹取豌豆120克，陈皮10克，芫荽60克，加水煎汤，分2～3次温服。本方用于湿浊阻滞、脾胃不和。

豌豆的种类

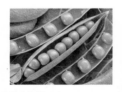

◎1341豌豆

早熟，硬荚种，生长期85天左右，结荚整齐，双花多，单株结荚5～6个，每荚种子5～6粒。

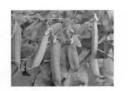

◎小青荚豌豆

又名"阿拉斯加"，国外引入，硬荚种，半蔓性，花白色，种子小，绿色，圆形，嫩种子供食。

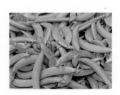

◎莲阳双花豌豆

软荚种，蔓性，花白色，宽约3厘米，种子圆形，黄白色。嫩荚供食，品质佳。

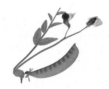

◎大荚豌豆

又称大荚荷兰豆，软荚种，花紫色单生，荚特大，浅绿色，荚稍弯，呈凹凸不平状。种皮皱缩，呈褐色，嫩荚供食。

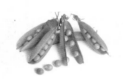

◎成都冬豌豆

硬荚种，花白色。每荚有籽4～6粒，圆形光滑，嫩粒绿色，味美，品质佳，以嫩豆粒供食为主。

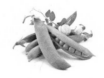

◎杭州白花豌豆

硬荚种，植株半蔓性，耐寒性强。花白色，嫩豆粒品质佳。种子圆而光滑，淡黄色。以嫩豆粒供食。

豌豆选购

◎可从外形、颜色来判断豌豆质量的优劣。

❶观外形：豌豆以色泽嫩绿、柔软、颗粒饱满、未浸水者为佳。

❷看颜色：剥开豌豆的表皮，新鲜豌豆的肉和外层一样是鲜绿色的；而染过色的老豌豆，豆肉颜色略微发白。

豌豆储存

◎以下的方法可以较好地储存豌豆：取密封罐一个，辣椒干若干。把辣椒干和豌豆混合，放在密封罐里，将密封罐放在通风干燥处，可以防虫。

松子豌豆炒玉米

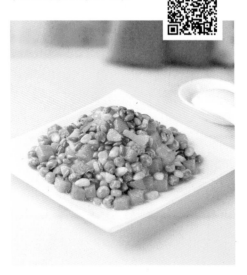

材料：玉米粒180克，豌豆50克，胡萝卜200克，松子40克，姜片、蒜末、葱段各少许

调料：盐4克，鸡粉2克，水淀粉5毫升，食用油适量

做法：

（1）胡萝卜切丁。将胡萝卜丁、玉米粒、豌豆焯水备用。

（2）松子入油锅炸约1分钟，捞出。

（3）锅放油，放入姜片、蒜末、葱段爆香，倒入玉米粒、豌豆、胡萝卜丁炒匀。

（4）加入适量盐、鸡粉，炒匀调味，倒入水淀粉勾芡。盛出炒好的食材，撒上松子即可。

玉米炒豌豆

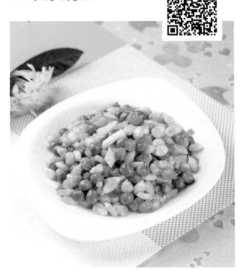

材料：豌豆250克，鲜玉米粒150克，红椒片、姜片、葱白各少许

调料：盐、味精、白糖、水淀粉、食用油各适量

做法：

（1）锅中注入适量的清水，加少许食用油烧开，加适量盐煮沸，将玉米粒焯至断生捞出，豌豆焯水捞出。

（2）用油起锅，倒入红椒片、姜片和葱白煸香，倒入焯水后的玉米粒和豌豆，将玉米粒和豌豆翻炒均匀。

（3）加盐、味精，放入白糖调味，加少许水淀粉勾芡。

（4）翻炒均匀，出锅装盘即成。

白扁豆

White lentils

● 食用量 ●
每次50~70克

盛产季节

1月	2月	3月	4月	5月	6月	7月	8月	9月	10月	11月	12月
								9~10月			

『白扁豆简介』 白扁豆营养丰富，既可作为滋补珍品，又可作为盛暑清凉饮料。

『营养成分』 含蛋白质、脂肪、糖类，维生素A、维生素C、粗纤维、钙、磷、铁、锌、氨基酸等。

热量
1028
千焦/100克

『性味归经』
性平，味甘、淡，
归脾、胃经

认识白扁豆

食材功效

❶白扁豆属于高钾低钠食品，经常食用有利于保护心脑血管，调节血压。

❷白扁豆可作为甘淡温和的健脾化湿药，能健脾和中、消暑清热、解毒消肿，适用于脾胃虚弱、便溏腹泻、体倦乏力、水肿、白带异常以及夏季暑湿引起的呕吐、腹泻、胸闷等病症。

一般人群均可食用，尤其适合脾胃虚弱、胸闷腹胀、呕逆、霍乱、吐泻等患者食用。

❶白扁豆可晒干，炒后食用。

❷成熟豆粒可以煮食，或加糖制作成豆沙馅。

『 扁豆银杏粥 』

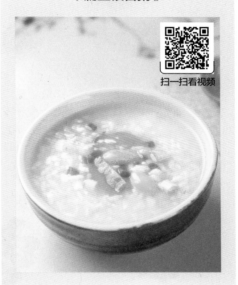

扫一扫看视频

实用小偏方

❶扁豆30克，香薷15克，加水煎服，分2次服用，可治小便不利。

❷取白扁豆25克，大米50克。白扁豆洗净后泡8～10小时；大米洗净，用清水泡1小时。大米与白扁豆放入砂锅中，加入适量清水，大火煮开，小火炖至扁豆熟软即可。服食，能治疗夏日雨季的暑热湿气。

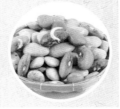

白扁豆的种类

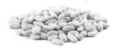

◎眉豆

球形或扁圆，比黄豆略大，也有状如腰果的，又名饭豇豆、米豆等。眉豆荚果呈扁椭圆形或扁圆形，质坚硬。

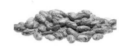

◎象牙豆

嫩荚扁平长大，荚面淡绿色，边缘缝合线紫红色，豆荚微弯曲似象牙，故得名。荚肉细嫩，质软味鲜，品质佳。

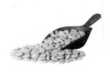

◎紫皮大荚

博山产。蔓生，花紫色。荚眉形，黄绿色带紫边，单荚重10克。种皮红褐色，扁椭圆形，中等大。

◎猪耳朵扁豆

济南地方种。蔓生，紫花。荚绿色，单荚重12克。种子黑色，扁椭圆形，粒中等大。纤维多。

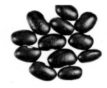

◎黑饭豆

又名乌饭豆。黑饭豆外观椭圆形，较容易炖烂，口感很面，适于老人、儿童食用。

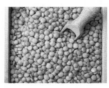

◎矮性鹊豆

原产日本山口县。荚小，淡绿色。种子茶褐色。早熟，适于保护地早熟栽培。

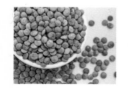

◎红面豆

适于广东省及气候条件相近的地区栽培。荚紫红色，稍弯曲，边缘有小突点。种子扁圆形，黑褐色。

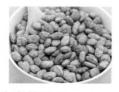

◎大青荚眉豆

大青荚眉豆是一种豆类品种。荚刀形，淡绿色，脊背部青绿色。每荚含种子4~5粒，种子褐色。

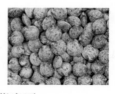

◎紫扁豆

济南地方品种。荚扁形，绿色带紫筋，单荚重6克。种子黑色，浅花纹，扁椭圆形，粒中等大。

◎玉梅豆

泗水县产。蔓生，花白色。荚眉形，白绿色。种皮乳白色，扁圆形，中等大。

◎梅豆荚

干种子为扁椭圆形或扁卵圆形。表面黄白色，平滑而光泽，一侧边缘有半月形白色隆起的种阜。质坚硬，种皮薄而脆，内有子叶2枚。

白扁豆选购

◎可从外形、颜色来判断白扁豆质量的优劣。

❶观外形：选购白扁豆时以粒大、饱满的为佳。

❷看颜色：表面呈黄白色的为优质白扁豆。

白扁豆储存

◎白扁豆若要保存，可以使用以下几种方法：

❶容器储存法：将白扁豆放在塑料袋里，放进密封的容器里，置于干燥、通风处即可。

❷辣椒储存法：取足够容量的密封罐一个，辣椒干若干。把辣椒干和白扁豆混合，放在密封罐里，将密封罐置于通风干燥处，可以防虫。

白扁豆清洗

◎用清水清洗一两遍即可。

山楂白扁豆厚朴汤

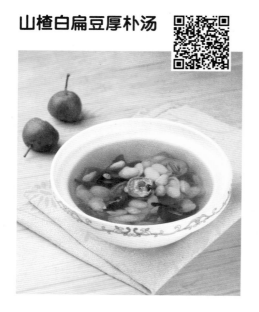

材料：白扁豆100克，山楂干20克，厚朴15克

调料：盐少许

做法：

（1）砂锅中注入适量清水，用大火烧开。

（2）倒入洗净的白扁豆，撒上洗净的山楂干、厚朴。

（3）盖上盖，煮沸后用小火煮约40分钟，至材料析出有效成分。

（4）揭盖，加入少许盐，拌匀调味，中火续煮片刻，至汤汁入味。

（5）关火后盛出煮好的汤料，装入汤碗中，待稍微冷却后即可饮用。

山楂白扁豆韭菜汤

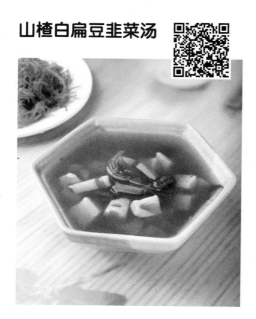

材料：水发白扁豆150克，韭菜80克，山楂干15克

调料：盐、鸡粉各2克，食用油少许

做法：

（1）将洗净的韭菜切小段。

（2）砂锅中注入适量清水烧热，倒入洗净的山楂干、白扁豆，煮沸后用小火煲煮约40分钟，至食材熟透。

（3）加入少许盐、鸡粉，注入适量食用油，再倒入韭菜段，搅拌至其变软，转中火续煮片刻至其熟透。

（4）关火后盛出煮好的韭菜汤，装入碗中即成。

白扁豆芡实糯米粥

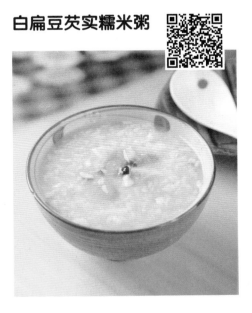

材料：芡实300克，白扁豆70克，糯米300克，山药丁350克

调料：白糖3克

做法：

（1）砂锅中注入适量清水烧热，倒入洗好的芡实、白扁豆，用大火煮开后转小火煮20分钟。

（2）倒入洗好的糯米拌匀，用大火煮开后转小火煮40分钟。

（3）倒入山药丁拌匀，煮约15分钟至食材熟透，加入白糖拌匀，煮至溶化。

（4）关火后盛出煮好的粥，装入碗中，待稍微放凉后即可食用。

白扁豆豆浆

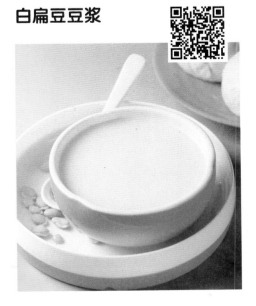

材料：白扁豆25克，水发黄豆50克

做法：

（1）将浸泡8小时的黄豆倒入碗中，注入适量清水，搓洗干净。

（2）将洗好的白扁豆、黄豆倒入豆浆机中，注入适量清水，至水位线即可。

（3）选择"五谷"程序，开始打浆，待豆浆机运转约15分钟，即成豆浆。

（4）将豆浆机断电，取下机头，把煮好的豆浆倒入滤网，滤取豆浆。

（5）将滤好的豆浆倒入杯中即可。

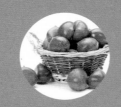

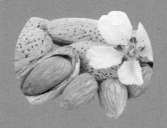

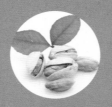

PART 4

坚　果　类

坚果一般来说是植物的精华部分，富含蛋白质、脂肪、糖类、矿物质、维生素和膳食纤维等，具有很高的价值。此外，坚果中含有的单、多不饱和脂肪酸，包括亚油酸、亚麻酸等，对于增强体质、维持身体健康有很好的效果。

核桃

Walnut

● 食用量 ●
每次约20克

『核桃简介』 核桃与扁桃、腰果、榛子并列为世界四大坚果。它的足迹几乎遍及世界各地，享有"长寿果""养人之宝"的美称。

『营养成分』 含蛋白质，糖类，钙、磷、铁，脂肪油，维生素A、维生素B_1、维生素B_2、维生素C等。

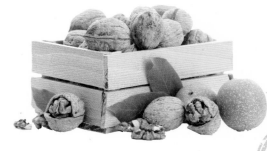

热量
2508
千焦/100克

盛产季节											
1月	2月	3月	4月	5月	6月	7月	8月	9月	10月	11月	12月
							8~9月				

『性味归经』
性平，味甘、微苦，
归肺、肾、大肠经

认识核桃

食 材 功 效

❶核桃含有丰富的磷脂和赖氨酸，对长期从事脑力劳动或体力劳动者极为有益，能有效补充脑部营养，健脑益智，增强记忆力。

❷核桃含有亚油酸和大量的维生素E，可提高细胞的生长速度。经常食用核桃，有润肌肤、乌须发的作用，可以让皮肤滋润光滑、富有弹性。

一般人皆可食用，但腹泻、阴虚火旺者不宜服用，痰热咳嗽、便溏腹泻、素有内热盛及痰湿重者不宜服用。

❶吃核桃时，建议不要将核桃仁表面的褐色薄皮剥掉，因为这样会损失一部分营养。
❷除了生吃核桃仁之外，可煮食、炒食、蜜炙、油炸等。熟吃核桃可将其研碎，与红糖拌和蒸包子吃，还可以煮粥或做成桃饼。

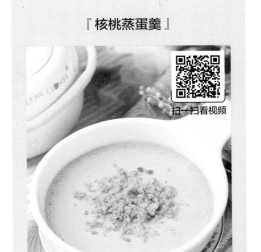

『核桃蒸蛋羹』

扫一扫看视频

❶经常食用核桃仁对肾虚引起的失眠有医治作用。服法为用核桃仁5个，白糖30克，捣烂如泥，放入锅里加黄酒50毫升，小火煎30分钟，每日1剂，分两次服。
❷核桃肉每次食3个，早晚各一次，连续半个月，治百日咳及慢性支气管炎。
❸核桃肉1000克，捣烂，与蜂蜜1000克和匀，用瓶装好，每次食1匙，一日两次，开水送下，治虚喘。
❹核桃肉5个，捣烂，用黄酒冲服，治乳汁不通。
❺核桃肉3个，捣烂，山慈姑3克研末，两者调匀，黄酒送服，治乳疮。

核桃的种类

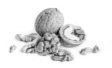

◎涉县核桃

其特点是皮薄仁满，色泽金黄，如果两手持核桃一碰，外壳破碎，整个核仁自然脱出，呈大脑纹路状。

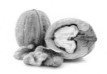

◎阿克苏核桃

皮薄，扁卵圆形，两端渐尖，顶部较长，外壳麻点多、深、小，缝合线较窄，较隆起，紧密。

◎平武核桃

坚果近圆形，缝合线平，壳纹较浅，内褶壁不发达，易剥壳，能取整仁或半仁，种仁乳白或淡黄白色，饱满，出仁率高。

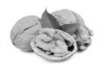

◎香玲核桃

坚果圆形，果基较平，果顶微尖，平均每个重12克。壳面光滑美观，浅黄色，缝合线窄而平，结合紧密。

◎新疆薄壳核桃

新疆薄壳核桃呈椭圆或卵圆形，较大，顶端微尖，壳厚1毫米左右，出油率74%。其壳薄如纸，一捏就破。

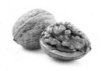

◎露仁核桃

核果形状多种多样，以卵圆形为最好。核壳局部退化，种仁外露，取仁极为方便。出仁率60%～70%。

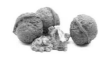

◎毕节核桃

贵州毕节素以"核桃之乡"而闻名。品种有薄壳核桃、夹壳核桃、葡萄串核桃等，其中葡萄串核桃为国内良种。

◎石门核桃

石门核桃具有个大、仁丰、皮薄、易取仁、脂肪和蛋白质含量高、风味香甜的特点，素有"石门核桃举世珍"之誉。

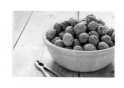

◎赫章核桃

个头不大，外表不美，它却具有壳薄、仁饱满、仁白、易取仁、味香等特点。

◎蓟县核桃
主要品种有圆绵核桃、绵核桃、长绵核桃、扁绵核桃、小绵核桃、绵瓢核桃等。其中以圆绵核桃栽培面积最大、产量最高、品质最佳。

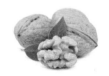

◎古县核桃
山西省古县特产，中国国家农产品地理标志产品。古县核桃皮薄、仁满、出油率高，生食甘美适口。

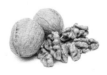

◎三台核桃
又名长果，产于宾川县拉乌乡、大姚县三台乡等地，早年在宾川称之为"乌台核桃"，后学者到三台考察，定名为"三台核桃"。

◎朝天核桃
被称为"广元七绝"之一，具有个体大、果壳薄、香味美、肉质肥厚、香脆、营养成分高、出仁率高、易取仁的特点。

◎昌宁核桃
与普通核桃相比，在果实外观、颜色、口感方面都有明显区别。核桃壳面刻纹较深，种壳颜色呈自然浅黄褐色，果形匀称饱满。

◎加查核桃
它是历代达赖喇嘛和达官显贵的贡品。品种主要有酥油核桃、麻雀核桃、铁核桃等10余种。果皮薄脆，个大，果肉丰嫩，香醇甜脆。

◎漾濞泡核桃
该核桃扁圆形，果顶圆，果基略尖，平均每个重13克，壳面具麻点，色浅，缝合线略隆，结合紧密。

◎穗状核桃
又名串核桃、九子核桃，产于贵州毕节地区。坚果卵圆形，较小，壳面光滑，缝合线平，取仁易，仁饱满，品质好。

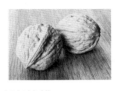

◎吉宝核桃
吉宝核桃原产日本，又叫鬼核桃、日本核桃。20世纪30年代引入我国。果实球形，坚果具8条明显的棱脊，缝合线凸出，壳坚厚。

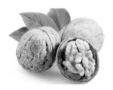

◎卢龙核桃

卢龙县是驰名中外的核桃之乡，核桃栽培历史在千年以上。所产核桃个大、仁丰、皮薄、易取仁、脂肪和蛋白质含量高。

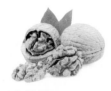

◎元丰核桃

壳面光滑美观，缝合线紧。仁饱满，可取整仁或半仁。内种皮黄色，微涩，品质中等。

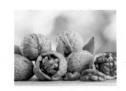

◎商洛核桃

产于陕西省东南部境内的秦岭山区，商洛地区是著名的核桃之乡。它以口感油香味浓、色泽白黄如玉著称。

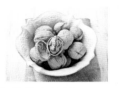

◎曹范薄壳核桃

曹范核桃因壳薄厚适中、低脂、仁白、味美、个大、取仁极易著称，手捏即开，含油量高。

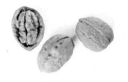

◎岱丰核桃

果实长椭圆形，果顶尖，果基圆，果实中大型。壳面较光滑，结合紧密，壳厚约1毫米，可取整仁。核仁充实、饱满、色浅、味香。

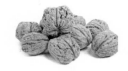

◎乌米子核桃

富含蛋白质，桃仁饱满，口味香浓，肉质细腻，还可药用。

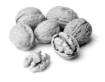

◎左权绵核桃

山西省左权县特产，其特点是皮薄、仁白、味香、甘醇，具有早熟、口感好的优点。

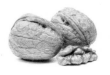

◎汾阳核桃

汾阳核桃品种繁多，有大龙眼、小龙眼、大花、纸皮露仁等。具有个头大、皮薄、出仁率高、仁色浅、香脆可口等特点。

核桃选购

◎可以从核桃的外形、颜色等方面去判断其品质优劣：

❶**观外形**：核桃个头要均匀，缝合线紧密。大颗果实生长周期长，营养成分含量更高。饱满的果实应为自然成熟，口感细嫩，香味更佳。壳薄白净，果仁易出壳。

❷**看颜色**：果仁仁衣色泽以黄白为上，暗黄为次，褐黄更次。带深褐斑纹的"虎皮核桃"质量通常不好。

❸**掂重量**：拿起核桃掂掂重量，轻飘飘的没有分量，多数为空果、坏果。

❹**闻气味**：将核桃用鼻子闻一下，陈果、坏果有明显的哈喇味。如果把核桃敲开闻，哈喇味更明显。

❺**听声音**：把核桃从几十厘米高的地方扔在硬地上听声音，空果会发出像破乒乓球一样的声音。有经验的人，用手在大堆的核桃堆里拨弄几下，听听声音，就能基本判断出这一堆核桃的质量好坏。

核桃储存

◎要保证核桃的优良品质，可以使用以下几种方法储存。

❶**风干保存法**：带壳的核桃可以在风干之后放在干燥处保存。

❷**密封保存法**：将核桃仁放入罐内密封好，放置在阴凉、干燥处。

❸**冰箱冷藏法**：将核桃仁倒入食品袋内，再放入冰箱的冷藏室中。

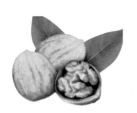

核桃清洗

◎先将核桃在清水中浸泡，用针挑出纹路中的脏物，再用牙刷反复刷洗核桃，至核桃表皮干净即可。

核桃枸杞肉丁

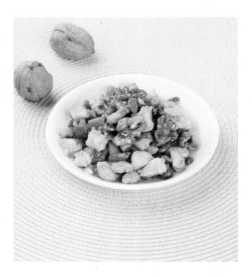

材料：核桃仁40克，瘦肉120克，枸杞子5克，姜片、蒜末、葱段各少许

调料：盐、鸡粉各少许，料酒4毫升，水淀粉、食用油各适量

做法：

（1）将瘦肉切丁，加盐、鸡粉、水淀粉抓匀，倒入食用油，腌渍10分钟。

（2）锅中注水烧开，加入盐，放入核桃仁，焯煮1分30秒捞出，去除外衣。

（3）核桃仁入油锅炸出香味，捞出。

（4）锅放油，放入姜片、蒜末、葱段，爆香，倒入瘦肉丁，炒松散，炒至转色，加料酒、枸杞子、盐、鸡粉、核桃仁，拌炒匀即可。

南瓜拌核桃

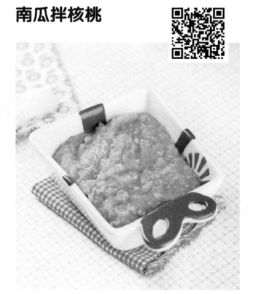

材料：南瓜120克，马铃薯45克，配方奶粉10克，核桃粉15克，葡萄干20克

做法：

（1）将去皮洗净的马铃薯和南瓜均切成片，装在蒸盘中；葡萄干切剁成末。

（2）蒸锅上火烧开，放入蒸盘，蒸约15分钟至食材熟软，取出，压成泥。

（3）撒上配方奶粉，放入切好的葡萄干末，再倒入核桃粉，搅拌约1分钟至食材混合均匀。

（4）将拌好的南瓜马铃薯泥装入备好的小碗中，摆好盘即可。

土茯苓核桃瘦肉汤

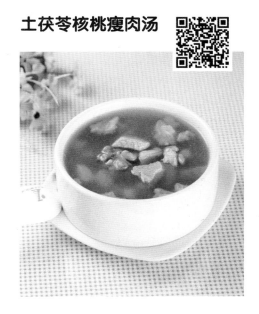

材料：土茯苓25克，核桃仁20克，猪瘦肉100克，姜片少许

调料：盐、鸡粉各2克，料酒4毫升

做法：

（1）将猪瘦肉切丁，待用。

（2）砂锅中注入适量清水烧开，放入洗净的土茯苓，撒上备好的核桃仁，再倒入瘦肉丁，放入姜片。

（3）淋入少许料酒，搅匀，盖上盖，烧开后用小火炖约40分钟，至食材熟透。

（4）取下盖子，加入鸡粉、盐，搅匀，续煮片刻至食材入味即成。

核桃木耳粳米粥

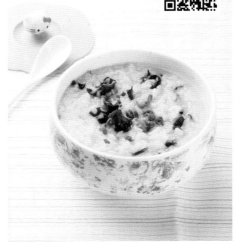

材料：大米200克，水发木耳45克，核桃仁20克，葱花少许

调料：盐2克，鸡粉2克，食用油适量

做法：

（1）将洗净的木耳切块，装盘，待用。

（2）砂锅注入适量清水，用大火烧开。

（3）倒入泡发好的大米，拌匀，放入木耳块、核桃仁，加少许食用油，搅拌匀，盖上盖，用小火煲30分钟，至大米熟烂。

（4）揭盖，加入适量盐、鸡粉，用勺拌匀调味。

（5）将煮好的粥盛出，装入碗中，撒上葱花即成。

栗子

Chestnut

● 食用量 ●
每次10个

盛产季节

1月	2月	3月	4月	5月	6月	7月	8月	9月	10月	11月	12月
								9~10月			

『栗子简介』 栗子素有"干果之王"的美誉，与桃、杏、李、枣并称"五果"，属于健脾补肾、延年益寿的上等果品。

『营养成分』 含糖类、蛋白质、脂肪，钙、磷、铁、钾，维生素C、维生素B_1、维生素B_2等。

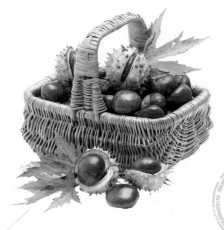

热量
740
千焦/100克

『性味归经』
性温，味甘，
归脾、胃、肾经

认识栗子

食材功效

❶栗子中含有丰富的不饱和脂肪酸和维生素、矿物质，能防治高血压、冠心病、动脉硬化、骨质疏松等疾病，因此，栗子是抗衰老、延年益寿的滋补佳品。

❷栗子含有维生素B_2，常吃栗子对日久难愈的小儿口舌生疮和成人口腔溃疡有益。

❸栗子能供给人体较多的热能，并能帮助脂肪代谢。

一般人群均可食用，适宜年老肾虚者食用，对中老年人腰酸腰痛、腿脚无力、小便频多者尤宜；适宜老年气管炎、咳喘、内寒泄泻者食用。糖尿病人忌食，婴幼儿、脾胃虚弱、消化不良、患有风湿病的人不宜多食。

烹 饪 指 南

❶栗子的吃法很多，生、熟皆可。被普遍用于食品加工、烹调宴席，可制成多种菜肴、糕点、罐头食品等。
❷吃了发霉的栗子会引起中毒，因此变质的栗子不能吃。

美 味 菜 肴

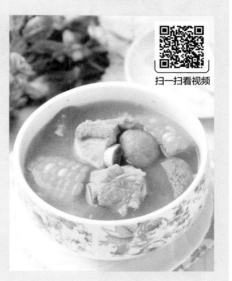

『栗子龙骨汤』

扫一扫看视频

实 用 小 偏 方

❶用栗子煮粥加白糖食用，具有补肾气、壮筋骨的功效。
❷每日早晚食用风干栗子数颗，也可用鲜栗子煨熟食用，用于老人肾虚。
❸跌打损伤、瘀血肿痛时，可用生栗子肉碾成泥状，涂于患处，可缓解疼痛，加快伤口愈合。
❹栗子7～10枚去壳，加清水适量煮糊状，再加白糖适量调味，喂服，每日1次。辅助治疗儿童消化不良性腹泻。

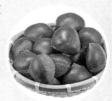

栗子的种类

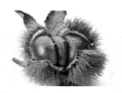

◎燕山栗子

因皮薄仁厚、鲜甜耐味等特点，被历代宫廷所享用。燕山地域内的石城镇西湾子村，百年以上栗树达数百棵，被称为"燕山栗源"。

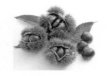

◎罗田栗子

罗田栗子品种多，色味独特，其产品对外销售均冠以"罗田栗子"。果仁中含淀粉、蛋白质、脂肪、钙、磷、铁及维生素A。

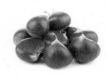

◎迁西栗子

迁西栗子外形玲珑，色泽鲜艳，不黏内皮。果仁呈米黄色，糯性强，甘甜芳香，口感极佳。

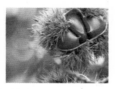

◎郯城栗子

郯城栗子分油栗、毛栗两大类型。其中郯城大油栗为最好，籽粒大，色泽油光发亮，肉质松，味香甜，糯性大。

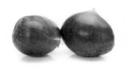

◎信阳栗子

河南信阳区内年产栗子数百万千克，具有个大、肉嫩、皮薄、味甜、色泽鲜艳、颗粒饱满等特点。

◎安康宁陕栗子

安康宁陕栗子品种优良，颗粒肥大，栗仁丰满，色泽鲜艳，玲珑美观，涩皮易剥，肉质细腻，糯性较强，甘甜芳香，含糖量高。

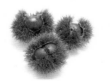

◎糖油栗子

河南省林州市栽种栗子历史悠久，被称为"栗子之乡"。糖油栗子尤为有名，和普通栗子相比，具有色泽美、质地细、香甜等特点。

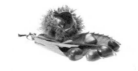

◎宣州栗子

安徽著名特产，历史悠久，品质优良，以其甜、香、糯三大特点驰名中外，在国际市场上被统称为"中国甘栗"。

◎三皇王栗子

产品上市时间早、产量大、持续时间长，具有果大、色泽鲜艳、内皮易剥、品质优良等特点，深受广大消费者的青睐。

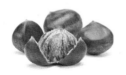

◎靖安栗子

靖安栗子品种有油光栗、中秋栗、桂花栗等，特别是油光栗和中秋栗富有特色，以味香甜、颗粒大、久烹不碎而著称。

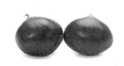

◎开化栗子

开化栗子是传统产品，系华南品种群，果大味糯，栽培历史悠久，曾作为出口日本的主要外贸产品。

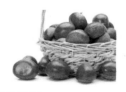

◎遵化栗子

遵化栗子又称为"天津甘栗"，属坚果。既适炒食，又可加工。遵化栗子以坚果玲珑、肉质细腻、内皮易剥、糯性强著称。

◎邵店栗子

邵店栗子具有籽粒大、油光发亮、味香甜、糯性大等特点。出口量大，产品在日本、韩国、新加坡，以及中国香港地区等地畅销。

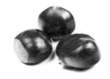

◎镇安大栗子

镇安大栗子，以颗粒肥大、栗仁丰满、色泽鲜艳、肉质细腻、糯性较强著称。

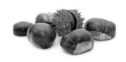

◎百江栗子

百江栗子品质好，颗粒大，产量高，味道甜美，营养丰富。

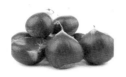

◎长安栗子

远在五六千年前，陕西长安一带就栽培了栗子树。长安栗子营养丰富，香甜可口，肉质细嫩，具有好储藏的特点。

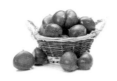

◎莒南栗子

山东省莒南县名优特产。所产栗子个大，光滑油亮，果肉嫩黄细腻、香甜可口，素有"糯香栗"之称。坚果外形美观亮丽，果粒大。

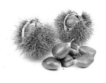

◎太行山栗子

邢台栗子色泽光亮，味道甘甜，果大皮薄。坚果皮红褐色，有亮度，果肉黄色，质地细糯，风味香甜。

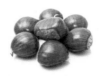

◎确山栗子

河南省确山县特产，简称"确栗"，以个大、粒饱、味鲜著称。油质光泽度强，肉质细腻，具糯性，味道独特，香味浓，坚果饱满。

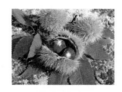

◎集安栗子

吉林省集安市特产。其果实皮薄，肉质细腻，甜软适口。

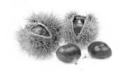

◎大红袍栗子

栗苞呈椭圆形，平均单果重18~22克，结实饱满，粒大均匀，色泽鲜艳，果味甘甜，糯性强，耐贮藏。

◎费县栗子

栗果均匀整齐、皮薄易剥、色泽鲜艳、味道甘甜、糯性强，国内外颇负盛名，是山东的名贵土特产。

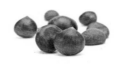

◎丹东栗子

丹东地区的优势产品。果实呈三角形状，椭圆或扁椭圆形，红褐色或淡褐色。果肉黄白色或淡黄色，有香味，质地细糯。

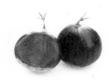

◎长兴栗子

栗子为长兴特产。坚果紫褐色，果肉淡黄。果实含糖、淀粉、蛋白质、脂肪及多种维生素、矿物质。

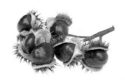

◎金寨栗子

金寨县栗子栽培历史悠久，品种资源丰富。它具有果大、色泽鲜艳、涩皮易剥、品质优良等特点，深受广大消费者的青睐。

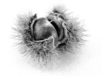

◎陕西栗子

主要产于秦岭山区。颗粒饱满，个大色润，肉质细腻，味美香甜，营养丰富。

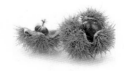

◎茅栗

广布于大别山以南、五岭南坡以北各地。小乔木或灌木状，叶倒卵状椭圆形或兼有长圆形的叶，坚果无毛或顶部有疏状毛。

◎大悟栗子

坚果紫褐色，被黄褐色茸毛，或近光滑，果肉淡黄。果实含糖、淀粉、蛋白质、脂肪及多种维生素、矿物质。

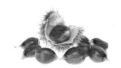

◎尖顶油栗

原产山东省郯城县东王庄乡。坚果果顶细尖，长三角形，大小整齐。皮褐色，富有光泽。肉细腻、糯性，味香甜，品质优良。

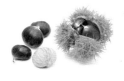

◎九家种

别名"铁粒头"，原产江苏吴县洞庭湖西山。坚果中等大小，果皮赤褐色，果肉质地细腻，甜糯较香，适于炒食或菜用。

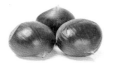

◎红光栗

原栗产自山东莱西市东庄头村，是山东最早的嫁接品种。单果重9.5克，果皮深红色，油光发亮，外形美观，品质中上，耐贮藏。

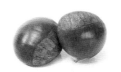

◎浅刺大栗子

原产湖北。坚果椭圆形，果顶微突。果面绒毛少，果皮红褐色，具光泽，皮易剥，底座小，接线平直。坚果大小整齐，果肉黄色，香甜。

◎良乡栗子

个小，壳薄易剥，果肉细，含糖量高且营养丰富，是一种良好的滋补品。既可生食，也可做成糖炒栗子、五香栗子等。

栗子选购

◎购买栗子时，可以从外形和颜色等方面去判断品质的高低。

❶观外形：挑选的时候一定要仔细看看，有没有虫眼、小洞之类的。

❷看颜色：有的生栗子看起来表面光亮亮的，颜色深如巧克力，这样的栗子不要买，这是陈年的。要挑选那种颜色浅一些的，不太光鲜的才是新栗子。

栗子储存

◎买来的栗子一时吃不完，可用以下方法进行储存。

塑料袋藏法：将栗子装在塑料袋中，放在通风好、气温稳定的地下室内。气温10℃以上时，塑料袋口要打开；气温在10℃以下时，把塑料袋口扎紧保存。初期每隔7～10天翻动一次。1个月后，翻动次数可适当减少。

桂花甘薯栗子甜汤

材料：甘薯100克，栗子肉120克，桂花少许

调料：冰糖适量

做法：

（1）洗好去皮的甘薯切成小块。

（2）砂锅中注入适量清水烧开，放入栗子肉、甘薯块，用小火煮约30分钟至食材熟透。

（3）撒上桂花，放入冰糖拌匀，续煮5分钟，至食材入味。

（4）关火后揭开盖，搅拌均匀，盛出煮好的甜汤即可。

甘薯栗子排骨汤

材料：甘薯150克，排骨段350克，栗子肉60克，姜片少许

调料：盐、鸡粉各2克，料酒5毫升

做法：

（1）将甘薯切成小块；栗子肉切块。

（2）锅中注入适量清水烧开，放入排骨段，余煮一会儿，捞出待用。

（3）砂锅中注入适量清水烧开，倒入排骨段、栗子肉、姜片，淋入料酒，煮沸后用小火煮约30分钟，至食材熟软。

（4）倒入甘薯块，用小火续煮约15分钟，至全部食材熟透，再加入盐、鸡粉，续煮至食材入味即成。

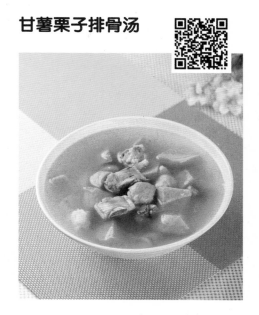

栗子豆浆

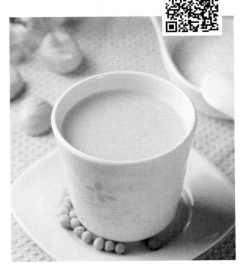

材料：栗子肉100克，水发黄豆80克

调料：白糖适量

做法：

（1）将栗子肉切成小块；把浸泡8小时的黄豆倒入碗中，加水搓洗干净。

（2）将黄豆和栗子块倒入豆浆机中，加入适量清水，至水位线即可。

（3）选择"五谷"程序，启动豆浆机，榨约15分钟，即成豆浆。

（4）把煮好的豆浆倒入滤网，滤去豆渣。

（5）将豆浆倒入碗中，加入适量白糖，搅拌均匀至其溶化即可。

栗子燕麦豆浆

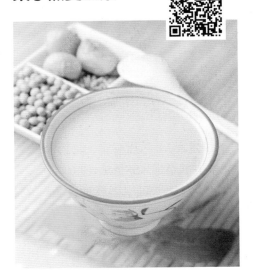

材料：水发黄豆50克，栗子肉20克，水发燕麦30克

调料：白糖适量

做法：

（1）将洗净的栗子肉切成小块；把浸泡8小时的黄豆倒入碗中，再放入燕麦，加水搓洗干净。

（2）把洗好的黄豆、燕麦、栗子块倒入豆浆机中，加入适量清水至水位线，选择"五谷"程序，启动豆浆机。

（3）待豆浆机运转约15分钟，即成豆浆，把榨好的豆浆滤去豆渣，倒入碗中，加入白糖，拌匀即可。

腰果

Cashew nuts

● 食用量 ●
每次10～15粒

『腰果简介』腰果是一种肾形坚果，无患子目漆树科腰果属。腰果有丰富的营养价值，可炒菜，也可作药用，为世界著名四大干果之一。

『营养成分』含蛋白质，糖类，钙、镁、钾、铁和维生素A、维生素B_1、维生素B_2、维生素B_6等。

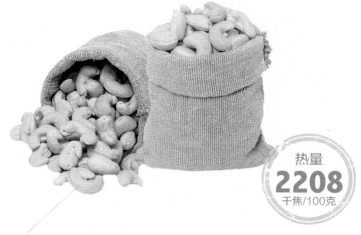

热量
2208
千焦/100克

盛产季节											
1月	2月	3月	4月	5月	6月	7月	8月	9月	10月	11月	12月
				5～6月							

认识腰果

『性味归经』

性平，味甘，
归脾、胃、肾经

食材功效

❶腰果含有丰富的维生素A，对夜盲症、眼干燥症及皮肤角化有防治作用，并能增强人体抗病能力。

❷腰果还含有丰富的油脂，可以润肠通便、润肤美容、延缓衰老。

❸腰果中含有大量的蛋白酶抑制剂，有利于癌症病情的控制。

一般人群均可食用。腰果含油脂丰富，故不适合胆功能严重不良、肠炎、腹泻和痰多患者食用。腰果含的脂肪酸属于良性脂肪酸的一种，虽不易使人发胖，但仍不宜食用过多，肥胖的人更要慎食。

烹 饪 指 南

❶腰果既可当零食食用，又可制成美味佳肴，果仁多用于制腰果巧克力、点心和油炸盐渍食品。
❷煮腰果果实时，应避免锅盖敞开而使人触及蒸汽，否则有可能中毒。

美 味 菜 肴

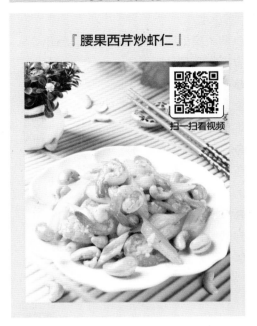

『腰果西芹炒虾仁』

扫一扫看视频

腰果的种类

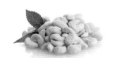

◎非洲腰果
品质一级，个头大，富含蛋白质，味道香甜可口。油脂丰富，可以润肠通便，能延缓衰老；维生素B_1的含量仅次于芝麻和花生米。

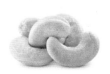

◎印度腰果
印度是世界上最大的腰果深加工基地。印度坚果具有两层皮（或壳），外壳薄，略有弹性，坚实，表面光滑如玻璃。

◎越南腰果
越南为世界第二大腰果生产基地，越南腰果生长在丘陵地带，颗粒相对较小。坚果淡红色或黄色，当地用于制作饮料、果酱和果冻。

腰果选购

◎购买腰果时，可以从外形、颜色等方面判断其品质优劣。

❶**观外形**：选购腰果时要尽量选择完整且呈月牙形的腰果，果仁看起来要饱满圆润。

❷**看颜色**：上好的腰果呈润滑的白色，颜色过于暗淡或明亮都说明腰果的品质不够好。

❸**摸软硬**：用手轻捏腰果，如果感受到黏手，则说明腰果受潮，新鲜度不够，则不宜购买。

腰果储存

◎买来的腰果一时吃不完，可用以下方法保存。

❶**通风储存法**：将腰果存放在容器内，摆放在阴凉、通风处，避免阳光直射，而且应尽快食用完毕。

❷**冰箱冷藏储存法**：将腰果存放于密封罐中，放入冰箱冷藏保存。

腰果清洗

◎腰果无须清洗，可直接食用。

推荐美食

芥蓝腰果炒香菇

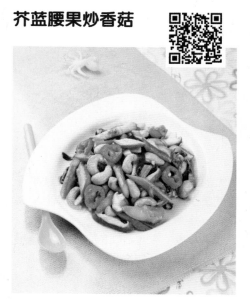

材料：芥蓝130克，鲜香菇55克，腰果50克，红椒25克，姜片、蒜末、葱段各少许

调料：盐3克，鸡粉少许，白糖2克，料酒4毫升，水淀粉、食用油各适量

做法：

（1）香菇切丝；红椒切圈；芥蓝切段。

（2）芥蓝段、香菇丝分别焯水至断生。

（3）腰果入油锅，炸约1分钟，捞出。

（4）用油起锅，放入姜、蒜、葱，爆香，倒入焯煮过的食材，翻炒匀。

（5）加料酒、盐、鸡粉、白糖、红椒圈，翻炒匀，最后加水淀粉、腰果，翻匀即可。

榛子腰果酸奶

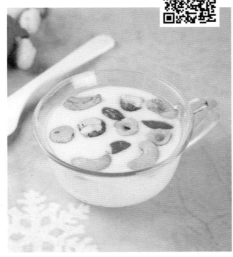

材料：榛子40克，腰果45克，枸杞子10克

调料：酸奶300克，食用油适量

做法：

（1）热锅中注入适量的食用油，烧至四成热。

（2）倒入洗净的腰果、榛子，炸出香味。

（3）将炸好的腰果和榛子捞出，沥干油，装入碗中，待用。

（4）取一个干净的杯子，将备好的酸奶装入杯中。

（5）再放入炸好的腰果、榛子。

（6）再摆上洗净的枸杞子装饰即可。

芦笋腰果炒乌贼

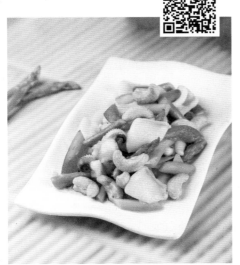

材料：芦笋80克，乌贼100克，腰果、彩椒、姜片、蒜末、葱段各少许

调料：盐4克，鸡粉3克，料酒8毫升，水淀粉6毫升，食用油适量

做法：

（1）芦笋切段；彩椒切块；乌贼切片，氽水，加盐、鸡粉、料酒、水淀粉腌渍。

（2）沸水锅中加盐、腰果，煮1分钟，捞出入油锅炸香；在水锅中放入彩椒块、芦笋块，氽煮半分钟，捞出。

（3）锅底留油，放入姜、蒜、葱爆香，倒入乌贼片炒匀，淋入料酒，炒匀。

（4）放入彩椒块和芦笋段，加入鸡粉、盐炒匀，倒入水淀粉，炒匀后撒上炸好的腰果即可。

花生

Peanut

● 食用量 ●
每次100克

盛产季节											
1月	2月	3月	4月	5月	6月	7月	8月	9月	10月	11月	12月

7月底至10月初

『性味归经』

性平，味甘，
归脾、肺经

『花生简介』 花生品质优良，含油量（质量分数）高达50%，被人们誉为"植物肉"。适宜制作成各种营养食品。

『营养成分』 含蛋白质，以及维生素B_1、叶酸、烟酸、维生素E，镁、钙、铁、硒、钾等。

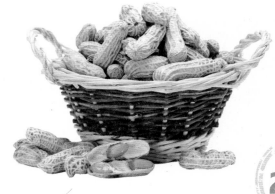

热量
2356
千焦/100克

认识花生

食材功效

❶花生中含钙量丰富，对于促进儿童的骨骼发育有积极作用，并且能有效防止老年人骨骼退行性病变发生。

❷花生中蛋白质及脂肪含量高，对于产后乳汁不足者有很好的通乳养血作用。

❸花生中含有丰富的维生素A、维生素D、维生素E、维生素B_2及铁、钙，能够有效促进脑细胞发育，增强记忆力。

一般人群均可以食用。因花生中油脂含量多，在消化时需要消耗较多的胆汁，所以胆病患者不宜食用；因其能促进凝血，故血栓患者及血黏度高的人不宜多食；此外，肠滑便泻、体寒湿滞、糖尿病患者不宜多食。

烹 饪 指 南

❶花生的烹饪方法颇多，可作为凉菜，也可作为零食。

❷在花生米炸熟装盘后，撒点白酒，拌匀，能听到花生米发出"啪啪"声，待其稍凉后再撒上盐，这样处理之后的炸花生米，就能保持几天的清脆口感。

美 味 菜 肴

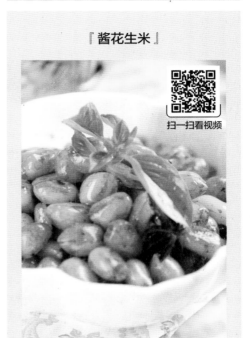

『 酱花生米 』

扫一扫看视频

生 活 小 妙 招

把花生米嚼碎后含在嘴里，并刷牙3分钟，可以有效地美白牙齿。

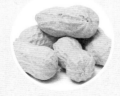

实 用 小 偏 方

❶取花生外壳100克煎汤，不拘多少，常常饮用，能够起到降压降脂的作用。

❷取碎花生米加水煮熟至水将尽时，加入蜂蜜搅拌收膏，常服食，能起到止咳的作用。

❸花生米适量，每日3次，每次吃20～30粒，有利于缓解胃酸过多症状。

花生的种类

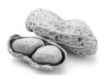

◎广东白玉花生

蛋白质含量（质量分数）高达31.2%，含油率高达51.4%。外观似白玉，晶莹剔透，有光泽，味美似核桃，具有香甜味。

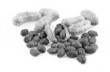

◎珍珠花生

产自梵净山区的铜仁，颗粒小巧圆润、色泽红亮、味香浓郁。富含维生素E、锌，能增强记忆、抗老化。

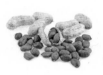

◎威海大花生

威海是山东省大花生的重要产区之一。它是主要的油料作物。果型大，籽粒饱满，皮果清白，果仁色泽鲜艳，清脆香甜可口。

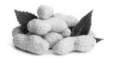

◎傅家花生

辽宁昌图县特产，因原产于该县傅家镇而得名。花生粒大、皮薄、果白，且网纹清晰、质地饱满，入口香、脆、甜，蛋白质含量高。

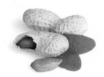

◎电白花生

广东省茂名市电白县的经济作物之一，主要用于榨油。电白花生油是广东很受欢迎的食用油。花生米经加工可制成美味副食。

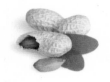

◎湘农小花生

珍珠豆型，早熟品种。荚果为蚕形，小果，果嘴微突，背脊不明显。果仁桃形，种皮粉红色，有光泽。

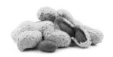

◎红安花生

红安的传统油料作物，并以其抗病虫、品质好、大面积高产而享誉全国。红安花生以果壳薄、果仁饱满、品质好、出油率高而闻名。

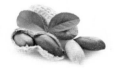

◎正阳花生

河南省正阳县特产，以优质珍珠豆型特色著称，花生米粒外观整齐，含油量高。荚果蚕茧形，果壳网纹清晰，果壳表面呈黄色。

◎黑山花生

辽宁省黑山县特产，品质好，粒形圆，内含丰富的脂肪和蛋白质。花生米种皮粉红色，籽粒圆润饱满。口感细腻、香甜。

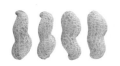

◎新昌花生

浙江省新昌县特产。果形细长，条直匀称；果尖呈鸡嘴形；果壳表面麻眼浅而光滑。果仁香而带甜，油而不腻，松脆爽口。

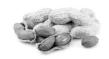

◎东路花生

东路花生薄皮黑壳、籽粒饱满，以蛋白质、脂肪、多种维生素含量丰富而闻名，是传统的出口产品。

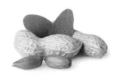

◎平度大花生

中国山东省平度市特产，中国国家地理标志产品。荚果大、籽粒饱满、色泽亮丽、香中带甜。以出油率高但不腻口等特点享誉国内外。

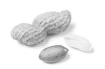

◎伏花生

荚果葫芦形，网目小，网纹细浅而清晰，缩缢较深，果嘴尖突。以双仁果为主，荚果中大。果仁呈桃形，种皮淡红色。

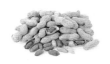

◎八集小花生

是泗阳名特产之一，因产于江苏省泗阳县八集乡而得名。花生壳薄、肉嫩、口感好，富含钙、铁、镁、锌等矿物质。

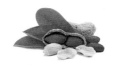

◎新泰大花生

粒大、色红、皮薄，具有香、脆、甜和出油率高的特点。颗粒饱满，含油量高，作为重要的出口物资。

花生选购

◎花生可以从颜色、气味等方面来判断质量的优劣。

❶**看颜色：**优质花生的果荚呈土黄色或白色，劣质花生的果荚则颜色灰暗。

❷**闻气味：**将花生剥去果荚之后闻其气味。优质的花生米能闻到特有的气味，温和细腻，而次品花生米只能闻到很淡或者闻不到特有的气味。

花生储存

◎花生营养丰富，要保证花生的质量，可采用以下两种储存方法。

❶**密封储存法：**花生受潮后容易引发霉菌感染，因此在储存花生的时候必须密封，存放在干燥处。

❷**干辣椒储存法：**将花生摊晒干燥，用密封的包装袋包装，在袋中装几片干辣椒，最后将花生放在干燥通风处。

鸡肉花生汤饭

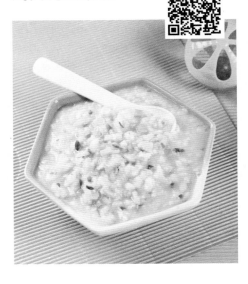

材料：鸡胸肉50克，小白菜、肺形侧耳（秀珍菇）各少许，软饭190克，鸡汤200毫升，花生粉35克

调料：盐2克，食用油少许

做法：

（1）鸡胸肉切丁，肺形侧耳（秀珍菇）、小白菜切粒。

（2）用油起锅，倒入鸡肉丁，翻炒几下至其松散、变色，下入小白菜、肺形侧耳（秀珍菇），炒至食材断生，倒入鸡汤。

（3）加入少许盐调味，略煮片刻，待汤汁沸腾后倒入软饭，煮沸。

（4）撒上花生粉，续煮一会儿至其溶化，关火，将汤饭装碗即成。

木瓜花生米炖排骨

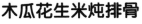

材料：木瓜100克，排骨170克，水发花生米60克，姜片、蒜末、葱段各少许

调料：盐2克，鸡粉2克，生抽3毫升，蚝油5克，食用油适量

做法：

（1）木瓜切成小块；排骨切段，余水。

（2）用油起锅，放入姜片、蒜末、葱段爆香，倒入排骨段，放入生抽、蚝油炒匀。

（3）加适量清水，放入花生米，烧开后用小火焖15分钟，至食材熟透。

（4）倒入木瓜块，加盐、鸡粉搅匀，将锅中材料转到砂锅中，置于火上，用小火炖15分钟，至食材熟烂即可。

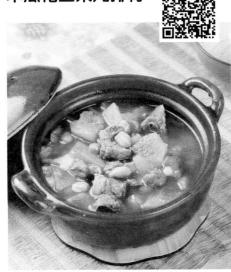

栗子玉米花生米瘦肉汤

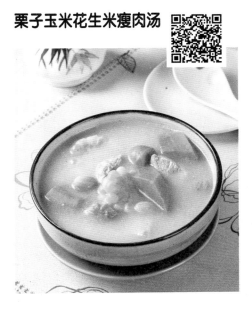

材料： 栗子肉、花生米各30克，胡萝卜丁40克，猪瘦肉、玉米各100克，姜片少许，高汤适量

调料： 盐2克

做法：

（1）锅中注水烧开，倒入猪瘦肉，搅拌均匀，煮约2分钟，撇去血水。

（2）砂锅中注入适量高汤烧开，倒入备好的猪瘦肉，放入洗净的玉米、栗子肉。

（3）倒入胡萝卜丁、花生米、姜片，大火烧开后转小火炖约2小时，至食材熟透。

（4）揭开盖，加入盐，拌匀调味。盛出炖煮好的汤料，装入碗中即可。

花生米大枣木瓜排骨汤

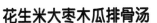

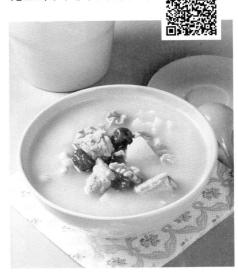

材料： 排骨块180克，木瓜块80克，花生米70克，大枣20克，核桃仁15克，高汤适量

调料： 盐3克

做法：

（1）锅中注入适量清水烧开，倒入排骨块，拌匀，煮约2分钟，撇去血水。

（2）砂锅中注入适量高汤烧开，倒入排骨块，放入木瓜块、大枣、花生米、核桃仁，拌匀。

（3）用大火烧开后，转小火，炖1~3小时，至食材熟透。

（4）揭开盖，加入盐，拌匀调味，盛出炖煮好的汤料，装入碗中即可食用。

莲子

Lotus

● 食用量 ●
每次25克

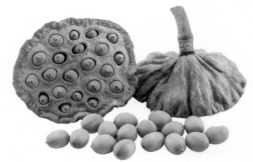

『莲子简介』　莲子，取自秋冬季节果实成熟的莲房（莲蓬），或是坠入水中、沉在泥里的果实。

『营养成分』　含糖类，蛋白质，维生素C、维生素E、烟酸，镁、钙、铁、锌等。

热量
1376
千焦/100克

盛产季节

1月	2月	3月	4月	5月	6月	7月	8月	9月	10月	11月	12月

7~9月

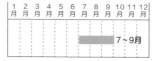

『性味归经』

性平，味甘、涩，
归脾、肾、心经

认识莲子

食 材 功 效

❶莲子中富含生物碱，具有强心作用。

❷莲子中含有的棉籽糖有很好的滋补效果，特别适合产后和老年体虚者。

❸青年人多梦、频繁遗精者可以多食莲子，因莲子中含有的莲子碱对性欲有很好的平抑作用。

❹莲子带心食用能有效清心火。

适合人群

一般人都可食用，适合心慌失眠、体质弱、多梦遗精者食用；适宜癌症患者以及接受化疗的患者食用。大便干结难解者或者容易腹胀之人则应少食或不食莲子。

烹饪指南

❶莲子皮虽薄，剥除却很费时间。若将莲子先洗一下，放入开水中，加食用碱，拌匀后稍闷片刻，再倒入淘米箩内用力揉搓，即可很快去除莲子皮。

❷莲子吃法很多，可用来配菜、做羹、炖汤、制馅、做糕点等。

美味菜肴

『风味蒸莲子』

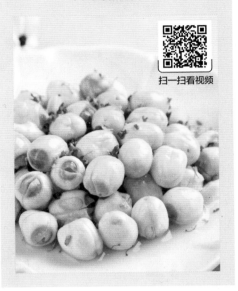

扫一扫看视频

实用小偏方

❶带心莲子60克，生甘草10克，加水适量，小火煎煮至莲子软熟，加冰糖少许，吃莲子，饮汤，用于湿热下注证之白癜风。

❷取莲心5克，甘草5克，将二者水煎2次，早晚服用，有利于缓解口舌生疮症状。

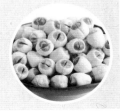

莲子的种类

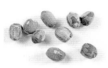

◎洪湖莲子

颗粒饱满、肉质厚实。带皮莲子呈暗红色，磨皮后呈白色或黄白色。晒干后具香气。煮熟后粉而不散，糯而有嚼劲。

◎湖莲子

该莲子系指产于湖北长江水域及江、浙一带产区的莲子。莲子颜色较深，种子呈椭圆形，故又名"红莲子"。

◎建莲

系指主产于福建建阳、建瓯一带的白莲，颗粒较长大，表面白色至黄白色。过去建莲加工时，常在种子中间划一刀，戏称"腰横玉带"。

◎湘潭寸三莲

湘潭寸三莲是湖南莲子农家品种，现主要分布在湖南省湘中地区各莲子产区，湖北、河南等地也有少量种植。

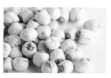
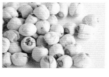

◎广昌莲子

产于江西广昌、石城一带，不仅去种皮，且捅去种胚，颗粒较大而圆整，表面白色至黄白色，顶端常有开裂，底部亦有小孔。

莲子选购

在选择莲子的时候如果看到非常白的莲子，则有可能是被漂白过的，最好不要买。好的莲子会泛微黄，还有些皱皱的，有的莲子也会有残留的红皮。

莲子储存

莲子很容易受潮变质，在储存莲子的时候，要将储存莲子的容器密封好，再将封好的莲子放在阴凉干燥的地方。

灵芝莲子百合粥

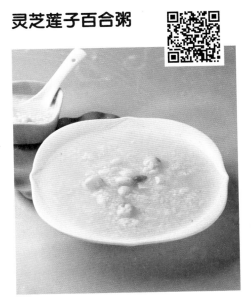

材料：水发大米150克，水发莲子70克，鲜百合40克，灵芝20克

做法：

（1）砂锅注水烧开，放入洗净的灵芝，烧开后用小火煮约20分钟，至药材析出有效成分，捞出灵芝。

（2）再倒入洗净的大米、莲子、百合，搅拌匀，煮沸后用小火煮约30分钟，至米粒熟软。

（3）揭开盖，略微搅拌片刻，再用大火续煮一会儿。

（4）关火后盛出煮好的粥，装入碗中即成。

甘薯莲子粥

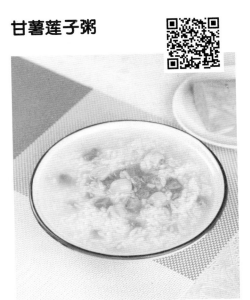

材料：甘薯80克，水发莲子70克，水发大米160克

做法：

（1）将泡好的莲子去除莲子心；洗好去皮的甘薯切成丁。

（2）砂锅中注入适量清水，大火烧开，放入去心的莲子，倒入大米，搅匀。

（3）烧开后用小火煮约30分钟，至食材熟软，放入甘薯丁，搅拌匀。

（4）再用小火煮15分钟，至食材熟烂。

（5）揭盖，将锅中食材搅拌均匀。

（6）将煮好的粥盛出，装入碗中即成。

菱角

Water chestnut

● 食用量 ●
每次50~80克

『菱角简介』 菱角是一年生草本水生植物菱的果实，皮脆肉美，可蒸煮后食用，亦可熬粥食。其果肉可食，嫩茎可作菜蔬。

『营养成分』 含蛋白质，糖类，维生素A、维生素C、胡萝卜素及钾、镁、钙等。

热量
392
千焦/100克

『性味归经』
性平，味甘、涩，
归肠、胃经

认识菱角

食 材 功 效

❶菱角含有一种叫AH-13的抗癌物质，对腹腔积液型癌细胞变性与增生有明显的抑制作用，对乳腺癌、食管癌、子宫癌、胃癌等有辅助治疗作用。

❷菱角能止痒、消毒、杀菌，对脓疮等皮肤病有一定的食疗效果。

❸菱角可使人轻身，有减肥、美容的作用。

162

❹菱角可以解内热，同时还可以补脾胃、强股膝。

『玉竹菱角排骨汤』

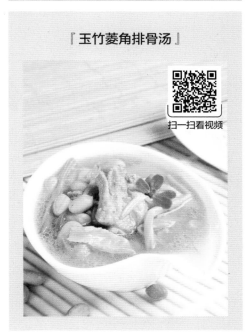

扫一扫看视频

适合人群

一般人群均可食用，胃寒脾弱者不宜吃菱角。

烹饪指南

❶菱角的食用方法多种多样，生食味道甘甜鲜美。生食要挑皮脆肉嫩的鲜菱角为好。

❷菱角熟食以肉质洁白的老菱为佳。熟食的方法多种多样，煮、炖、烧均可，可做成炒菱角、菱角汤、菱角豆腐等。

实用小偏方

❶红菱角晒干研末，空腹服10克，治痢疾。红痢用老酒送服，白痢用米汤送服。

❷鲜菱蒂（菱柄），涂擦患处，一日数次，治赘疣（青年性扁平疣、多发性寻常疣）。

❸鲜菱草茎（去叶及须根）120克，水煎服，治小儿头部疮毒，亦可解酒。

❹老菱角研成细末，用麻油调敷患处，治头面黄水疮。

❺菱角粉10~50克，白糖适量，水煎成糊状食用。本方有清暑解热、除烦止渴、益气健脾、解酒毒的作用，适用于因酗酒引起之口苦、烦渴、咽痛等症。

菱角的种类

◎青菱角

果皮革质，颜色为绿色，内含种子1粒，子叶一大一小，以小柄相连。

◎红菱角

外皮为红色，有光泽。红菱角能补脾胃，强股膝，健力益气。

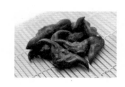

◎紫菱角

花单生，白色，萼片、花瓣、雄蕊各4枚，子房2室，仅1室发育成种子。颜色为紫黑色。

菱角选购

菱角为水生植物，绿皮白肉。如果选生菱的话，就要挑色泽翠绿鲜嫩的，尤其是刚出水的口感好。如果要熟食菱角，肉质洁白的老菱口感最佳。其中黄色或红色的菱角为完全成熟的，煮熟后口感绵软粉糯。

菱角储存

◎鲜菱角要先凉干水分，再放入冰箱进行保存。去壳的菱角要用保鲜袋密封好，置于阴凉处或冰箱内，一般可保存2天。

菱角清洗

◎将菱角放入清水内浸泡30分钟，用废旧牙刷把附在上面的泥清洗干净。

菱角薏米汤

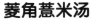

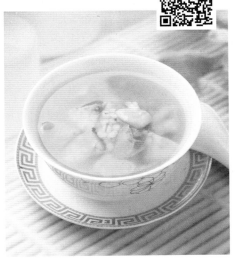

材料：水发薏米130克，菱角肉100克

调料：白糖3克

做法：

（1）砂锅中注入适量清水烧热，倒入备好的薏米，盖盖，烧开后用小火煮约35分钟，至薏米变软。

（2）揭盖，搅拌几下，再倒入洗净的菱角肉。

（3）转中火，加入少许白糖，搅拌匀，煮约3分钟，至白糖溶化。

（4）关火后盛出煮好的薏米汤，装在碗中即可。

菱角烧肉

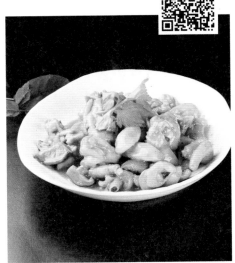

材料：菱角100克，水发香菇35克，鸡肉350克，姜片、蒜末、葱段各少许

调料：盐10克，鸡粉4克，淀粉5克，蚝油、生抽、料酒、食用油各适量

做法：

（1）香菇切块；鸡肉斩块，加盐、鸡粉、料酒、淀粉，腌渍10分钟。

（2）锅中加600毫升清水烧开，加盐，放入菱角、香菇块，煮1分钟，捞出。

（3）锅中放油，下姜片、蒜末、葱段爆香，倒入鸡块，翻炒至均匀，加入料酒、蚝油、生抽，炒至转色。

（4）倒入清水、菱角和香菇块，加入盐、鸡粉，用小火焖煮5分钟即可。

松子

Pine nuts

● 食用量 ●
每次20~30克

『松子简介』 松子，是松树的种子。既能提高免疫力，又能滋润皮肤。松子是一种重要的中药，具有很高的食疗价值。

『营养成分』 含蛋白质，脂肪，糖类，钙、磷、铁，不饱和脂肪酸等。

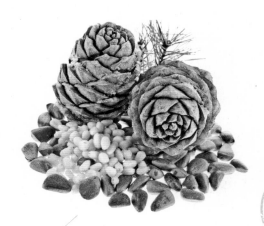

热量
2560
千焦/100克

认识松子

『性味归经』

性温，味甘，
归肝、肺、大肠经

食 材 功 效

❶松子中富含不饱和脂肪酸，如亚麻油酸、亚油酸等，能够有效促进生长发育，帮助病后身体恢复。
❷松子中丰富的油脂和多种营养物质能够补气养血，从而让肌肤及发丝健康焕发，有很好的美容作用。
❸松子中富含脂肪，能润肠通便，对于老人体虚便秘、小儿津亏便秘有很好的食疗效果。

松子富含不饱和脂肪酸，能起到强身健体的作用。对于小儿生长发育迟缓、老年人体弱多病、便秘、腰痛、眩晕等都有很好的效果，多食可养血润肠、补肾益气。肾亏遗精、有湿痰、脾虚便溏者不宜多食。

烹饪指南

❶松子常见的做法就是炒着吃。
❷如何轻松剥开松子壳？将松子在水中浸泡1小时，再上锅蒸半小时，取出凉干，基本上就都开口了。若还有未开口的，用铁锅小火翻炒至熟，就能全部开口。

美 味 菜 肴

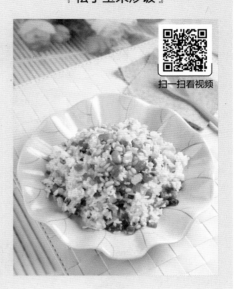

『松子玉米炒饭』

扫一扫看视频

实 用 小 偏 方

❶将松子磨碎，和粳米一起煮粥，食用时加入蜂蜜，早空腹、晚睡前服用，有润肺润肠、补血养虚的效果。
❷松子同米煮粥食，润心肺、大肠。
❸松子30克，捣烂，加菜油调成糊状，敷患处可治冻疮。
❹每日嚼食松子3次，每次5克，治痔疮出血。
❺松子30克，核桃仁60克，研末，加蜂蜜煎沸，开水冲服，治咳嗽咽干。

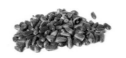

◎巴西松子

巴西松子具有很高的营养和药用价值，它含有人体必需的多种营养，具有特殊的香、松、酥的口味。

◎东北松子

东北松子为松科植物红松的种子，又名海松子。成品籽仁饱满，颜色白洁，无伤残痕迹，味道清香可口。

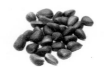

◎偃松子

大兴安岭主产野果之一，球果墨绿略带褐色。籽粒皮棕褐色，三角形倒卵圆形，微扁，无翅，仅周围有微隆起的棱脊。果仁白色。

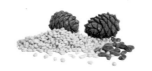

◎云南松子

球果圆锥状卵圆形，种子近卵圆形或倒卵形，褐色，微扁。云南松子具有特殊的香、松、酥的口味和丰富的营养成分。

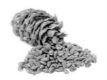

◎落叶松子

种子斜圆卵形，灰白色，具淡褐色斑纹，连翅长约1厘米。种翅中下部宽，先端偏斜。花期5～6月，球果9～10月成熟。

松子选购

◎选购松子时，可以从大小、颜色等方面判断质量的优劣：

❶看大小：大颗粒的松子往往生长周期长，因而也含有更多的营养。松子饱满说明是自然成熟的，其口感更好，营养更充足。看开口，不添加化学成分的物理开口表面不光滑，也不会绝对均匀的。

❷看颜色：看壳色，以壳色浅褐，光亮者质好；壳色深灰或黑褐色，萎暗者质

差。看颜色，松子肉色洁白质好；淡黄色质次；深黄带红，已泛油变质。松子芽芯色白质好；发青时已开始变质；发黑的已变质。

松子·储存

◎松子味道好，为保证松子的口感和营养价值，推荐适合家庭储存的方法。

❶**通风储存法**：将松子存放在容器内密封，摆放在阴凉、通风处，避免阳光直射，而且应尽快食用完毕。

❷**冰箱冷藏法**：将松子存放于密封罐中，放入冰箱冷藏保存，可以保存较长时间。

❸**干辣椒储存法**：将松子摊晒干燥，去杂质，再用密封的包装袋包装，最好可以在包装袋中装入几片干辣椒，最后将封好的松子放置在干燥通风处。这样至少可以保证松子在一年之内不坏。

推荐美食

燕窝松子菇

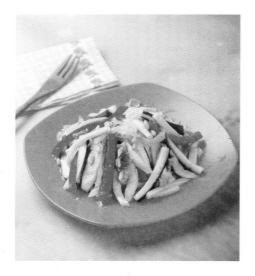

材料：鸡腿菇30克，黄瓜45克，肺形侧耳（秀珍菇）50克，彩椒20克，水发燕窝、松子、蒜末各少许

调料：盐、鸡粉各2克，白糖5克，水淀粉、食用油各适量

做法：

（1）鸡腿菇切细丝，肺形侧耳（秀珍菇）切开，彩椒切粗丝，分别焯水；燕窝切小块；黄瓜切粗丝。

（2）用油起锅，倒入蒜末爆香，放入焯过水的材料，加入料酒翻炒，倒入黄瓜丝炒匀。

（3）加盐、鸡粉、白糖，倒入水淀粉勾芡，再放入燕窝块、松子，炒2分钟即可。

松子炒丝瓜

材料：胡萝卜片50克，丝瓜90克，松子12克，姜末、蒜末各少许

调料：盐2克，鸡粉、水淀粉、食用油各适量

做法：

（1）将洗净去皮的丝瓜切成小块。

（2）锅中注水烧开，加入食用油，放入胡萝卜片煮半分钟，倒入丝瓜块，续煮片刻，至其断生，捞出。

（3）用油起锅，倒入姜末、蒜末，爆香。

（4）倒入胡萝卜片和丝瓜块，拌炒一会儿。加入适量盐、鸡粉，快速炒匀至食材入味。

（5）再倒入少许水淀粉，快速翻炒匀，盛入盘中，撒上松子即可。

松子粥

材料：水发大米110克，松子35克

调料：白糖4克

做法：

（1）砂锅中注入适量的清水，用大火烧开，倒入洗净的大米，用勺子搅拌均匀，再加入备好的松子，拌匀。

（2）盖上锅盖，烧开后用小火继续煮30分钟至食材熟透。

（3）揭开锅盖，加入适量的白糖。

（4）搅拌均匀，煮至白糖溶化。

（5）关火后盛出煮好的粥，装入洗净的碗中，即可食用。

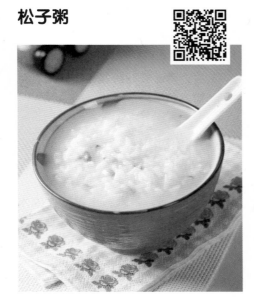

松子银耳粥

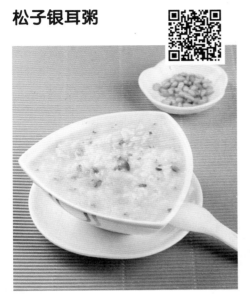

材料：松子30克，水发银耳60克，软饭
　　　180克

调料：盐少许

做法：

（1）烧热炒锅，倒入松子，小火炒香。

（2）取榨汁机，选"干磨刀座"组
　　　合，将炒好的松子倒入杯中，选
　　　择"干磨"功能，磨成粉末。

（3）把泡发洗好的银耳改切成小块。

（4）汤锅中注入适量清水，倒入银耳
　　　块，用大火煮沸，再倒入软饭，拌
　　　匀。煮开后转小火煮20分钟至软
　　　烂，倒入松子粉，加入少许盐，
　　　拌匀调味即可。

松子玉米粥

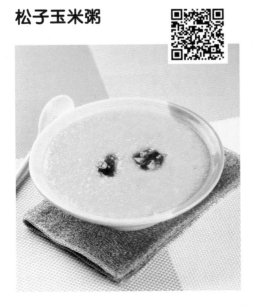

材料：玉米碎100克，松子10克，大枣
　　　20克

调料：盐2克

做法：

（1）砂锅中注入适量清水，用大火烧
　　　开，放入洗好的大枣，转中火，将
　　　玉米碎倒入锅中，用锅勺搅拌匀。

（2）盖上锅盖，烧开后用小火煮30分
　　　钟，揭开锅盖，放入松子。

（3）盖上盖，续煮10分钟至食材熟透。

（4）揭开锅盖，放入适量盐，拌匀
　　　调味。

（5）起锅，将做好的松子玉米粥装入
　　　碗中即成。

葵花子

Sunflower seeds

● 食用量 ●

每次50~100克

9~10月

『性味归经』

性平，味甘，

归大肠经

『葵花子简介』 葵花子是向日葵的果实，是重要的榨油原料之一。它不仅可以直接作为零食，还是许多甜点必备的原料之一。

『营养成分』 含蛋白质，脂肪，糖类，膳食纤维，维生素E及钾、镁、钙等。

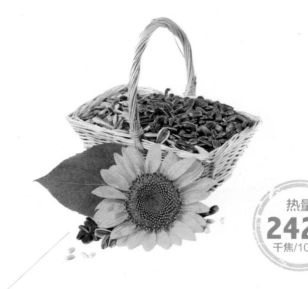

热量
2424
千焦/100克

认识葵花子

食材功效

❶葵花子中的亚油酸含量（质量分数）高达70%，能够有效降低人体的胆固醇水平，保护心血管健康。

❷葵花子中含有丰富的维生素E，对于细胞有很好的保护和修复作用，能很好地预防成人疾病，并且有安定情绪的作用。

❸葵花子对治疗失眠、提高记忆力很有效果，对动脉

粥样硬化、癌症、冠心病、神经衰弱等病症也有一定的预防功效。

『大枣葵花子糯米饭』

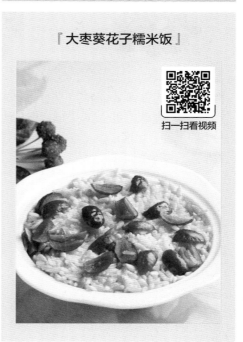

扫一扫看视频

适 合 人 群

一般人群均适合食用。患有肝炎的病人最好不吃葵花子，因为它可能损伤肝脏，引起肝硬化。

烹 饪 指 南

❶尽量用手剥壳，或使用剥壳机，以免因经常用牙齿嗑葵花子而损伤牙釉质。

❷自制炒葵花子：葵花子往往难以入味，可以在葵花子煮熟后留在锅内自然冷却，这样可以更好地使之入味。

葵花子的种类

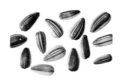

◎三道眉

成熟时盘心秕粒多，籽粒较大，壳白色带有三道黑色条纹，故名三道眉。千粒重88～108克，皮壳率50%左右，含油率低。

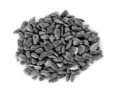

◎星火花葵

品质优良，籽粒大而饱满，籽粒长2.4～3.4厘米，宽0.8～1.0厘米。

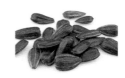

◎黑大片

该品种属中早熟品种，籽粒长2.5～3.3厘米，宽1厘米左右，籽粒宽大、饱满、色泽好，最大特点是结实率高。

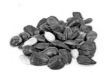

◎白城油葵

白城油葵是吉林省的特产。籽粒饱满，果皮黑色，有光泽，硬度适中。粒形为长卵形或卵圆形。

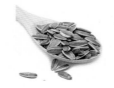

◎板葵

花盘直径5厘米，花盘平状。商品性好，籽粒大。

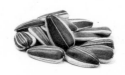

◎忻州葵花子

山西特色小吃。外皮有黑白相间的长条纹，含油率（质量分数）达20%～30%。炒食后，脆嫩清香，十分可口。

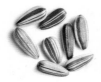

◎甘南葵花子

黑龙江省甘南县特产。产量高，籽大，色泽鲜，口感好。籽粒为长锥形，易嗑，炒熟后口感香脆，香而不腻。

葵花子选购

◎选购时，可以从葵花子的大小、颜色等方面判断其质量的优劣。

❶看大小：葵花子以老仁丰满、个大均匀为最佳；颗粒干瘪、大小不匀者不宜购买。

❷看颜色：完美的瓜子颜色自然，带有植物种子自然的光泽度。表面太过光亮的最好不要购买。

葵花子储存

◎将炒好的葵花子放入干净的容器中密封好，再放在干燥通风处。

葵花子豆浆

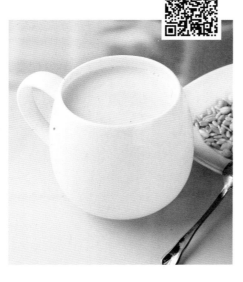

材料：水发黄豆50克，葵花子35克

做法：

（1）将浸泡8小时的黄豆倒入碗中，加入适量清水，用手搓洗干净。

（2）把葵花子、黄豆倒入豆浆机中，注入适量清水，至水位线即可，选择"五谷"程序，开始打浆。

（3）待豆浆机运转约15分钟，即成豆浆。

（4）将豆浆机断电，取下机头，把煮好的豆浆倒入滤网，滤取豆浆。

（5）倒入杯中，用汤匙撇去浮沫即可。

五仁大米粥

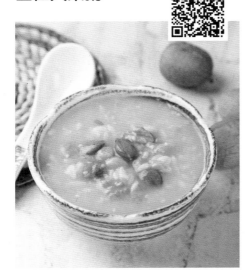

材料：水发大米135克，花生米、瓜子仁、杏仁、核桃仁、白芝麻各少许

调料：白糖少许

做法：

（1）砂锅中注入适量清水烧热，倒入洗净的花生米、瓜子仁、杏仁、核桃仁、白芝麻，放入大米，搅拌均匀。

（2）盖上盖，烧开后用小火煮约50分钟，至食材熟透。

（3）揭盖，加入少许白糖，拌匀，用中火煮至白糖溶化。

（4）关火后盛出煮好的粥即成。

南瓜子

Pumpkin seed

● **食用量** ●
每次约50克

盛产季节											
1月	2月	3月	4月	5月	6月	7月	8月	9月	10月	11月	12月

7~10月

『南瓜子简介』 南瓜子为南瓜的种子，夏、秋果实成熟时采摘南瓜子，晒干即成。它既是大众喜爱的零食，又具备一定的药用价值。

『营养成分』 含糖类，脂肪，纤维素，维生素E及镁、钙、钾等。

热量
2296
千焦/100克

『性味归经』

性平，味微甘，
归胃、大肠经

认识南瓜子

食 材 功 效

❶南瓜子含有丰富的脂肪酸，经常食用可以有效地预防前列腺疾病，保持前列腺的良好功能。

❷南瓜子富含维生素B_1、维生素E，可安定情绪，防止细胞衰老，缓解失眠，增强记忆力。

❸中医认为，南瓜子可以在一定程度上治疗久病气虚、脾胃虚弱、气短倦怠、便溏及糖尿病等疾病。

一般人群均可以食用，对于蛔虫病、蛲虫病、绦虫病、钩虫病以及血吸虫病患者尤为适用；对于产后手足水肿和乳汁分泌不足者也有很好的效果；适宜糖尿病患者食用，也可用于前列腺炎的辅助治疗。胃热病人少食。

❶炒南瓜子时，无论是平锅炒还是烤箱烘，都要用小火，否则容易糊掉。
❷取出的南瓜子最好清洗一下；如果没有清洗，入锅之前需要把南瓜子表皮的那层薄膜处理干净。

『南瓜子豆浆』

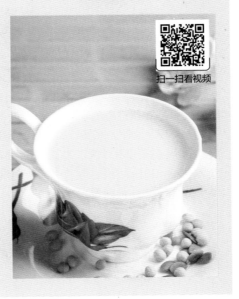

扫一扫看视频

❶将新鲜南瓜子取50～100克研成粉，加水混合成乳剂，空腹顿服，可以在其中加冰糖或者蜂蜜，或者将种子压成油，服15～30滴，可以有效驱除绦虫和蛔虫。
❷将晒干的南瓜子用冰糖煎汤，每天服用10～15克，能够缓解小儿咽喉痛。

南瓜子的种类

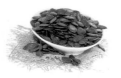

◎黑南瓜子

黑南瓜子是兰州籽瓜的种子，果实较小，种子多而大。兰州黑瓜子以其片大、皮薄、板平、口松、肉厚、乌黑发亮、味香隽永而闻名。

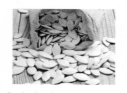

◎合水白瓜子

合水白瓜子以籽粒大、种皮薄、外观洁白、种仁饱满、含油率高、炒食喷香、无异味而驰名。

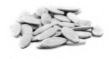

◎金丰光板子

金丰光板为南瓜的一个品种。果实椭圆形，成熟后金黄色，皮坚硬，适宜密植。单瓜籽粒400粒左右，籽粒含粗蛋白（质量分数）38.53%。

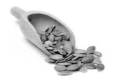

◎金平果二星子

果实圆形有棱，橙黄色有绿斑，单瓜重2.6千克，单瓜产子416粒。籽粒浅绿色。

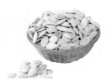

◎丰收南瓜子

瓜椭圆形，大部分瓜为灰色，有少数为红色或红绿花色。种片雪白，横径12.2毫米，纵径24.6毫米。

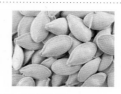

◎泽丰三星子

泽丰三星南瓜果实圆形，橙黄色，单瓜重2.19千克，单瓜籽粒328粒。籽粒绿色。

南瓜子选购

◎挑选南瓜子时，可以从南瓜子的外形、颜色等方面去判断其品质优劣。

❶观外形：上等的南瓜子要求片粒阔大，种仁饱满凸肚。

❷看颜色：瓜子壳面洁白，有自然光泽的，为较好的瓜子。

南瓜子储存

◎南瓜子仁无须冷藏，放置在阴凉干燥处保存即可，此法适于短期保存。

核桃南瓜子酥

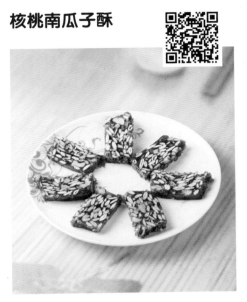

材料：南瓜子110克，核桃仁55克

调料：白糖75克，麦芽糖、食用油适量

做法：

（1）将核桃仁放入杵臼中，捣碎待用。

（2）炒锅烧热，倒入南瓜子，小火炒干水分，倒入核桃仁末，炒香，转中火，炒至焦脆，盛出炒好的材料，放凉。

（3）用油起锅，倒入白糖，用小火慢慢翻炒，至白糖融化，加入麦芽糖，炒至完全融化，呈金黄色。

（4）转中火，翻炒至糖汁呈暗红色，倒入炒好的核桃仁、南瓜子，炒至南瓜子裹匀糖汁，盛入盘中，压平压实，放凉后用刀切成小块，装盘即可。

南瓜子小米粥

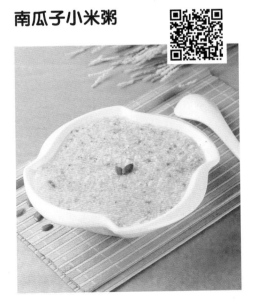

材料：南瓜子80克，水发小米120克，水发大米150克

调料：盐2克

做法：

（1）炒锅烧热，倒入南瓜子，用小火炒出香味，盛出，装入盘中，捣碎备用。

（2）砂锅中注入适量清水烧热，倒入洗净的小米、大米，搅拌匀。

（3）盖上盖，烧开后用小火煮30分钟至食材熟透。

（4）揭开盖，倒入南瓜子碎，搅拌匀，放入少许盐，拌匀调味。

（5）关火把粥盛出，装碗即可。

杏仁

Almond

● 食用量 ●
每次10粒

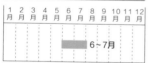

盛产季节

1 月	2 月	3 月	4 月	5 月	6 月	7 月	8 月	9 月	10 月	11 月	12 月

6~7月

热量
2248
千焦/100克

『性味归经』
性微温，味苦，
归肺经

认识杏仁

食材功效

❶杏仁主归肺经，苦味能降，并具有开通疏利之性，具有平喘镇咳的作用。

❷杏仁富含油脂，能有效提高肠内的润滑度，所以具有润肠通便的效果。

❸杏仁能提高人体免疫力，具有很好的降血糖作用。

❹大杏仁中含有单不饱和脂肪酸，有助于降低高脂血

症患者的血脂水平，并且不需要很严格的饮食限制。

『杏仁豆腐』

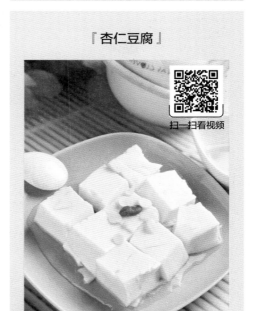

扫一扫看视频

适合人群

一般人群均可以食用。呼吸系统有问题者、癌症患者及接受化疗的人适宜食用；女性多白带、体虚，幼儿遗尿以及中老年小便频繁、白浊遗精者适用。婴儿慎服，泻痢便溏、阴虚咳嗽及邪实痰多者不宜食用。

烹饪指南

杏仁可以鲜食，也可用来做粥、饼、吐司等各种类型的食品。

生活小妙招

去除苦杏仁苦味的方法是：将苦杏仁加热水焯后，再放入冷水中浸泡9天以上，每1～2天换一次水，就能够很好地去除苦杏仁的苦味。

实用小偏方

用10粒杏仁，微火炒熟，捣碎，用纱布包起来，每晚擦肛门1次，连用5天，可以治小儿蛲虫病。

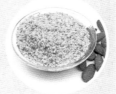

杏仁的种类

◎苦杏仁

核果近圆形，橙黄色；核坚硬，扁心形，沿腹缝有沟。夏季采收成熟果实，除去果肉及核壳，取种子晒干。

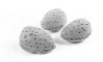

◎甜杏仁

甜杏仁，又名南杏仁。外形似苦杏仁而稍大。性味甘平无毒，能润肺止咳，多用于燥咳、虚劳咳嗽。

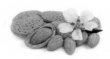

◎美国大杏仁

美国大杏仁杏果小，扁圆，味道超过核桃，有特殊的甜香风味。皮有厚有薄。

◎龙王帽杏仁

主产于北京门头沟。果实长扁圆形，缝合线深而明显。果肉薄软，橙黄色。

◎承德大扁杏仁

承德山区盛产杏仁。以仁果饱满，又大又扁而得名。既可生食，亦可制成杏仁霜。

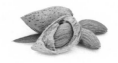

◎串枝红杏仁

主要分布在河北省巨鹿县。口感属甜酸型，营养丰富，果实个大，果肉细密。

◎垂枝杏

该品种杏仁扁平、肥大、美观，是各优系杏仁单仁中最重的一种，味道香甜可口。

◎野杏仁

果实近球形，红色。核卵球形，离肉，表面粗糙而有网纹，腹棱常锐利。野杏主产于北部地区，栽培或野生。

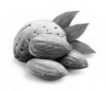

◎山杏仁

山杏仁，别名杏核仁、杏子。核果圆形，稀倒卵形。种子心状卵形，浅红色。山杏分布于东北、华北等地。

◎东北杏大乔木

核果近球形，黄色。核近球形或宽椭圆形，粗糙，边缘钝。东北杏分布于吉林、辽宁等地。

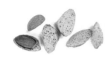

◎"纸皮"扁桃

又名露仁。坚果长椭圆形，果壳薄，壳软，平均每个重1.3～1.4克，仁重0.6～0.8克，出仁率48.7%～58%，风味佳，品质优。

◎"双果"扁桃

坚果较大，长扁圆形，果壳白色或微显浅黄，较软，平均每个重1.8～2.2克，出仁率54%，含油率59.2%，仁饱满，味香甜，品质优。

◎"鹰嘴"扁桃

坚果较大，扁圆锥形，先端尖，稍弯曲，形似鹰嘴。果壳厚，浅黄褐色，较光滑。仁饱满，味香，品质上等，适合加工取仁。

◎"克西"扁桃

坚果大型，壳较软，浅棕色，壳厚不易开裂，出仁率约47%，仁饱满，棕黄色，味浓甜，品质中上。

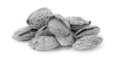

◎"那普瑞尔"扁桃

又名浓帕尔，美国主栽品种。该品种果个大而整齐，果仁表面光滑，浅褐色，外观好。外壳薄如纸，但外壳密封不严。

杏仁选购

◎选购杏仁时，可以从外形和气味去判断其质量的优劣。

❶观外形：在选购杏仁时，应选有完整的外壳，不分裂，无染色或者发霉的。

❷闻气味：好杏仁的气味是有淡淡甜味的坚果味道，如闻到的味道略刺鼻，说明杏仁已有点变质，最好不要购买。

杏仁储存

◎保存去壳杏仁的时候，要放在密封的容器里面，避免潮湿曝晒，尽量放在干燥避光的地方。

杏仁苦瓜

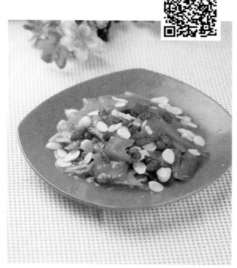

材料：苦瓜180克，杏仁20克，枸杞子10克，蒜末少许

调料：盐2克，鸡粉、水淀粉、食用油各适量

做法：

（1）将苦瓜对半切开，去籽，切片。

（2）锅中加水烧开，放入杏仁、枸杞子，焯煮片刻捞出；锅中加少许盐，倒入苦瓜，煮约1分钟捞出。

（3）另起锅，注油烧热，倒入蒜末爆香，倒入苦瓜片炒匀，加入适量鸡粉、盐，炒至苦瓜入味。

（4）再倒入水淀粉勾芡，放上杏仁、枸杞子即成。

杏仁秋葵

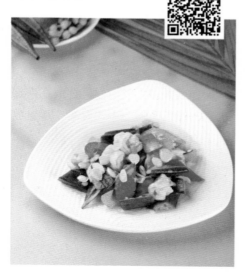

材料：虾仁70克，秋葵100克，彩椒80克，苦杏仁40克，姜片、葱段各少许

调料：盐4克，鸡粉3克，水淀粉6毫升，料酒5毫升，食用油适量

做法：

（1）秋葵切段，彩椒切块，均焯水备用。

（2）虾仁去掉虾线，加鸡粉、盐、水淀粉、食用油，腌渍10分钟。

（3）苦杏仁入油锅，小火炸至微黄色，捞出；虾仁倒入油锅，炸至变色捞出。

（4）锅底留油，爆香姜葱，倒入秋葵段、彩椒块、虾仁，淋入料酒炒匀，加鸡粉、盐、水淀粉，炒匀，放上杏仁即可。

杏仁猪肺粥

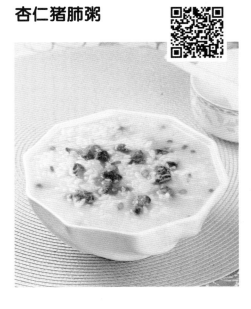

材料：猪肺150克，苦杏仁10克，水发大米100克，姜片、葱花各少许

调料：盐3克，鸡粉2克，芝麻油2毫升，料酒3毫升，胡椒粉适量

做法：

（1）猪肺切块，加盐洗干净。锅中注水烧开，加料酒、猪肺块，煮约1分钟，捞出。

（2）砂锅中注入适量清水烧开，放入苦杏仁、大米，烧开后用小火煮30分钟。

（3）倒入猪肺块、姜片，用小火续煮20分钟，至食材熟透，放入适量鸡粉、盐、胡椒粉，搅匀调味。

（4）淋入少许芝麻油，搅匀，放入少许葱花，搅拌匀即可。

山药杏仁糊

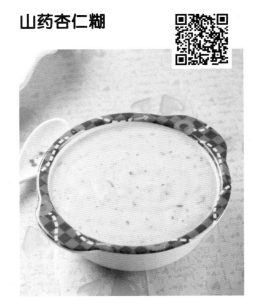

材料：山药180克，小米饭170克，杏仁30克

调料：白醋少许

做法：

（1）将去皮洗净的山药切成丁。

（2）锅中注入适量清水烧开，倒入切好的山药，加入少许白醋，拌匀，煮2分钟至熟透。

（3）取榨汁机，把山药丁倒入榨汁机杯中，加入小米饭、杏仁，倒入适量清水，选择"搅拌"功能，搅成糊。

（4）将山药杏仁糊倒入汤锅中，用勺子搅拌匀，再用小火煮约1分钟，装入碗中即可食用。

开心果

Pistachio nuts

● **食用量** ●
每次约28克

盛产季节											
1月	2月	3月	4月	5月	6月	7月	8月	9月	10月	11月	12月

8~10月

『 **性味归经** 』
性温，味辛、涩，
归脾、肺经

『 开心果简介 』 开心果营养丰富，富含蛋白质、β-胡萝卜素及多种维生素，有治疗贫血、神经衰弱等作用。

『 营养成分 』 含糖类、蛋白质、脂肪、维生素A、铁、磷、钾、钠、钙、叶酸、泛酸等。

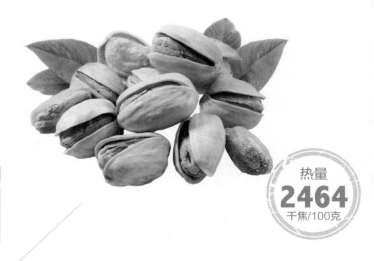

热量
2464
千焦/100克

认识开心果

食材功效

❶开心果中含有的精氨酸能够有效减少动脉硬化的发生，降低血脂。

❷开心果的果衣中含有花青素，这是一种天然的抗氧化剂，具有降血脂、降血压、抗动脉粥样硬化等作用。

❸开心果翠绿色的果仁中含有较丰富的叶黄素，具有较强的抗氧化作用，能对抗视网膜黄斑病变。

❹开心果的优势是膳食纤维含量较高，对通便、减肥、减少胆固醇吸收都有较好作用。

『牛奶开心果豆浆』

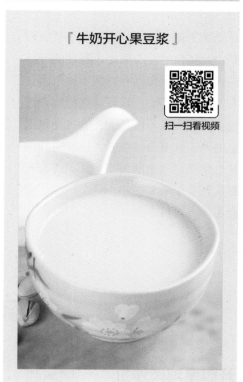

扫一扫看视频

适 合 人 群

一般人群均可食用，它富含精氨酸，可缓解精神压力。但其热量高，含较多的脂肪，高脂血症患者、肥胖者不宜多食。

烹 饪 指 南

处理生开心果时，可以像炒西瓜子一样炒熟，但在炒的时候不要加盐，可以加一些已经炒过的细砂一起炒，效果会更好。

开心果的种类

◎早熟开心果
早熟开心果主要产于新疆疏附县，果实近椭圆形，坚果小。

◎短果开心果
短果开心果主产于新疆疏附，果实中大，卵形，黄白色，果尖而细。

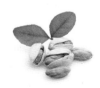

◎长果开心果
长果开心果果长卵圆形，果大。新疆喀什市以及甘肃省甘谷县种植量最大。

开心果选购

◎选购开心果时，可以从外形来判断：大颗粒的开心果比小颗粒的开心果味道要好。自然开口的要比机器、人工开口的要好。在开心果的成熟过程中，开心果不断长大，会推动包围它的外壳直至自然裂开，这样得到的开心果便是成熟的果实。如果没有长熟，开心果的外壳将不开口，加工商会用外力将其夹开。

开心果储存

◎一般在市场上销售的开心果想要长期保存，需要真空密封。开封后的开心果最好在2个月内吃完。

开心果清洗

◎市面上售卖的炒好的开心果无须清洗，直接食用即可。

推荐美食

开心果鸡肉沙拉

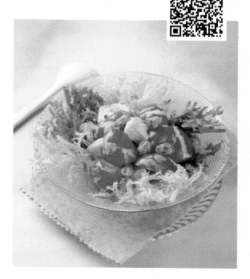

材料：鸡肉300克，开心果仁25克，苦菊300克，樱桃番茄20克，柠檬50克，酸奶20毫升

调料：胡椒粉1克，料酒5毫升，芥末少许，橄榄油5毫升

做法：

（1）樱桃番茄对半切；苦菊切段；鸡肉切块。锅中注入适量清水烧开，倒入鸡肉，加入料酒，煮约4分钟捞出。

（2）将柠檬汁挤在酸奶中，加入胡椒粉、芥末、橄榄油，拌匀，制成沙拉酱。

（3）取一个碗，放入苦菊段、开心果仁、鸡肉块、樱桃番茄，放入适量沙拉酱即可。

银杏

Ginkgo

● 食用量 ●
每次约10克

『性味归经』

性平，味甘、苦、涩，
归肺、肾经

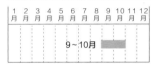

『银杏简介』 银杏，产自落叶乔木银杏树，又称白果，颜色洁白，与杏核差不多大小，味道苦、涩、甘，多吃容易引起腹泻。

『营养成分』 银杏中含有粗蛋白、粗脂肪、粗纤维等成分，并且含有丰富的维生素C、维生素B_2、胡萝卜素和钙、磷、铁、硒、钾、镁等多种矿物质及多种氨基酸。

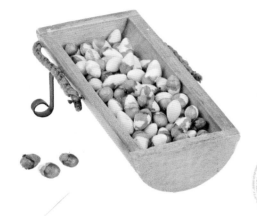

热量
1420
千焦/100克

认识银杏

食 材 功 效

❶银杏含有多种营养元素，除蛋白质、脂肪、糖类之外，还含有维生素C、维生素B_2、胡萝卜素等成分，具有通畅血管、保护肝脏、改善大脑功能、润皮肤、抗衰老、治疗老年痴呆症等功效。

❷银杏可治疗痤疮，其中所含的苦内脂等对脑血栓、高血压、冠心病等有特殊的疗效。

一般人群均可食用，对于体虚、尿频的女生尤为适合，有实邪者不可服用。

❶银杏用时去壳，捣碎，生用，或蒸煮熟以后用。

❷银杏熟食用以佐膳、煮粥、煲汤，或用作夏季清凉饮料等。

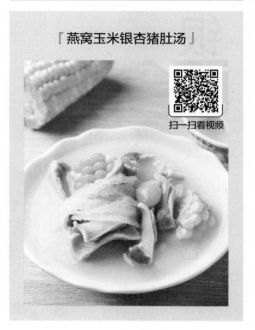

『燕窝玉米银杏猪肚汤』

扫一扫看视频

银杏的种类

◎大果银杏

种实倒卵形，种核肥大，倒卵形，略扁，边缘有翼。出核率29%，种核个大饱满，坐果率高。

◎大梅核

种实球形或近于球形，种核大而丰满，球形略扁，种仁饱满、糯性强。

◎大佛手

主栽于江苏邳州市。种实卵圆形，核大壳薄，糯性较差。

◎大金坠

主栽于山东郯城、江苏邳州市。种实长椭圆形，形似耳坠，故名。核大，壳薄，糯性强。速生丰产，耐旱，耐涝，耐瘠薄。

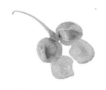

◎大圆铃

山东郯城、江苏邳州市栽培较多。种实近球形，平均单个重13.7克，种核短圆，平均单粒重3.6克，核大，壳薄，种仁饱满。

◎佛指

主栽于江苏泰兴，江苏邳州市、山东郯城也有栽培。种实倒卵状长圆形，核大，壳薄，品质优。

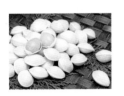

◎洞庭皇

主栽于广西灵川、兴安。种实倒卵圆形，平均单个重17.6克，种核卵状长椭圆形，平均单粒重3.6克，每千克280粒。

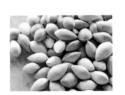

◎大马铃

主栽于浙江诸暨、江苏邳州市、山东郯城等地。种实长圆形，种核椭圆形，种仁味甜、糯性好。

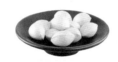

◎雄银银杏

种核扁卵圆形，灰白色略带黄褐，向蒂端渐尖，顶端钝尖，壳较厚且坚硬，种仁淡绿色，多汁，具香味。

银杏选购

◎选购银杏时，可以从外形、颜色等方面判断其质量的优劣。

❶观外形：挑选银杏的时候，以果粒看起来饱满、大小均匀、没有霉斑的为好。

❷看颜色：外壳呈亮白色则品质新鲜，而颜色暗淡、呈糙米色的则多为陈货。

❸听声音：摇动银杏，若没有声音，则果实饱满；如果能听见晃动的声音，则大多数为陈货，或者是僵仁。

银杏储存

◎银杏食用价值较高，为了保证其口感和营养价值，推荐几种比较适合家庭储存的方法：

❶通风储存法：将银杏存放在容器内密封，摆放在阴凉、通风处，避免阳光直射，而且应尽快食用完毕。

❷冰箱冷藏法：将银杏放进塑料袋子里，放在冰箱的冷藏室，可以保存较长时间。

银杏清洗

◎市面上销售已经加工好的银杏用清水简单冲洗，凉干就可以食用了。

刚摘下的银杏外面有一层比较厚的肉质层，要浸在水里让其腐烂，然后戴上手套，将肉质层剥掉后才能取出银杏。取出的银杏用清水洗净、铺开凉干即可。在这个过程中，要注意两点：

①肉质层的浆汁腐蚀性很强，所以在清洗新鲜银杏时，最好戴胶手套并用冷水清洗，否则手部的皮肤会受到更严重的腐蚀。如果出现变态反应，症状较轻者可使用炉甘石洗剂进行清洗；千万不要用热水洗手，那样会加重病情。症状严重的话，要及时就医。

②银杏不能在太阳下暴晒，否则果肉会干瘪；同时，也不能让它发热，否则会发生霉变。因此，只能让其阴干。

推荐美食

龙眼银杏甜汤

材料：龙眼肉300克，银杏90克，熟鸡蛋2个

调料：白糖20克

做法：

（1）砂锅中注入适量清水烧开，放入龙眼肉、银杏，加入熟鸡蛋。

（2）盖上盖，烧开后用小火煮约15分钟。

（3）揭开盖，放入适量白糖，拌匀，煮约半分钟至其溶化。

（4）盛出煮好的甜汤，装入碗中即可食用。

银杏干贝大米粥

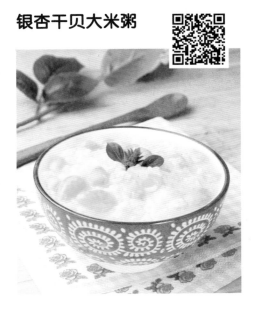

材料：银杏40克，水发干贝55克，水发大米120克

调料：盐、鸡粉各2克

做法：

（1）取出电锅，注入适量清水，倒入泡好的大米、干贝、银杏，搅拌均匀。

（2）加盖，调整旋钮至高档，将粥煮开，再调整旋钮至中低档，续煮35分钟至熟软。

（3）加入盐、鸡粉调味，稍煮片刻至入味，盛出煮好的粥即可。

冰糖银杏豆浆

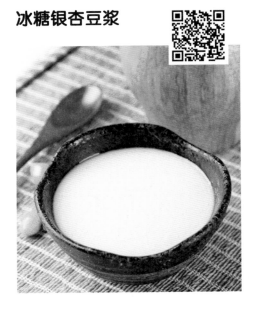

材料：水发黄豆70克，银杏15克

调料：冰糖15克

做法：

（1）将银杏和浸泡8小时的黄豆倒入碗中，加入适量清水，用手搓洗干净。

（2）把黄豆和银杏倒入豆浆机中，加入冰糖，注入适量清水至水位线。选择"五谷"程序，开始打浆。豆浆机运转约15分钟后，即成豆浆。

（3）将豆浆机断电，取下机头，把煮好的豆浆倒入滤网，滤取豆浆。

（4）倒入碗中，用汤匙捞去浮沫，稍微放凉后即可饮用。

榛子

Filbert

● 食用量 ●
每次20颗

『榛子简介』 榛子是榛树的果实，外壳坚硬，果仁丰满洁白，有香气，味道香美，因此成为最受人们欢迎的坚果之一。

『营养成分』 含蛋白质、脂肪、糖类、粗纤维、维生素E、胡萝卜素、钙、钾、钠、镁、铁等。

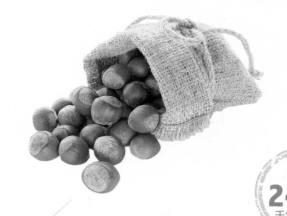

热量
2468
千焦/100克

『性味归经』
性平，味甘，
归胃、脾经

认识榛子

食材功效

❶榛子本身富含油脂，使其所含的脂溶性维生素更易为人体所吸收，对体弱、病后虚羸、易饥饿的人都有很好的补养作用。

❷榛子中维生素E含量高达36%，能有效地延缓衰老，防治血管硬化，润泽肌肤。

❸榛子里包含抗癌化学成分——紫杉酚，可以辅助治

疗卵巢癌和乳腺癌及其他一些癌症，可延长病人的生命期。

❹榛子本身有一种天然的香气，具有开胃的功效，丰富的纤维素还有助消化和防治便秘的作用。

适合人群

一般人群均可食用，尤其适宜饮食减少、体倦乏力、眼花、肌体消瘦者食用。榛子含有丰富的油脂，胆功能严重不良者应慎食。

烹饪指南

❶榛子既可生食，也可炒食。
❷存放时间较长后不宜食用。

美味菜肴

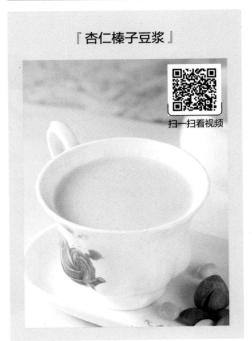

『杏仁榛子豆浆』

扫一扫看视频

生活小妙招

剥榛子时把易拉罐拉手插到榛子的开口中，然后轻轻一扭，榛子壳就剥开了。因为易拉罐拉手比较薄，而且很硬，所以很容易插到榛子壳的开口缝里。

实用小偏方

❶取榛子15克，藕粉50克，白糖适量。将榛子炒黄，研成细末，加入藕粉和白糖用热水冲开后调匀食用，可以有效缓解病后体虚。
❷榛子肉30～60克，空腹嚼碎食用，有驱蛔虫的效果。小儿要减少用量。
❸将榛子炒熟，勿焦。去壳嚼肉，随时食用，量不拘。具有开胃进食、明目的功效。

榛子的种类

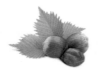

◎川榛

产于我国中部至西南各省（区），多生于山坡林边或灌丛中。坚果近球形，果1～6个簇生。

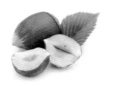

◎维西榛

产于云南西北部。枝条灰褐色，无毛；幼枝褐色，疏被长柔毛及刺状腺体。坚果卵圆形，顶端具短尖，无毛。

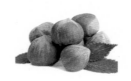

◎刺榛

产于西藏、云南、四川西部和西南部，尼泊尔也有出产。坚果扁球形，上部裸露，顶端密被短柔毛。

◎滇榛

产于云南中部、西部及西北部，四川西部及西南部。坚果球形，密被绒毛。

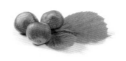

◎华榛

华榛分布区地处中亚热带至北亚热带。喜温凉、湿润的气候环境和肥沃深厚的土壤。

◎毛榛

广布于我国的东北、华北地区。毛榛为锥圆形，皮薄有细微茸毛，果仁甘醇而香。

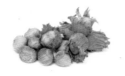

◎平榛

平榛因其果仁味道香脆、营养丰富，被列为"山珍"。平榛扁圆形，皮厚光滑。

◎大果榛

在全国多处有出产，果色泽美观，口味纯正，壳薄，果大，基本分为黄色、红褐色、黄金色。

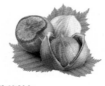

◎欧洲榛

具有坚果大、外观美、营养丰富的特点。坚果有多种形状：圆形、长圆形、椭圆形等。

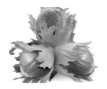

◎美国大榛子

果实个头大，是我国野生榛子的2～4倍。果实壳薄，榛瓤饱满，出仁率很高。

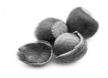

◎土耳其榛

主要分布在土耳其北部，黑海沿岸25千米宽的狭长地带，垂直分布在海拔高度750米以下的地区。

榛子选购

◎选购榛子时，可以从外形方面去判断质量优劣：大颗粒的榛子有更长的生长周期，因而含有更多的营养成分；看榛子品相是否饱满，看起来饱满的榛子生长得更充分，口感更好，味道更佳；优质的榛子壳薄，并且无木质毛绒。

榛子储存

◎榛子营养价值高，要保证榛子的品质，可采用密封储存法：将榛子密封后存放在阴凉干燥的地方。

榛子清洗

◎直接用清水清洗即可。

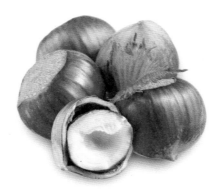

榛子莲子燕麦粥

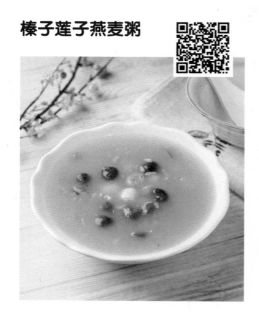

材料：水发莲子60克，榛子仁20克，水发燕麦80克

做法：

（1）砂锅中注入适量的清水，用大火烧开，再倒入事先备好的莲子、榛子仁。

（2）放入洗净的燕麦。

（3）盖上盖，用大火煮沸，再调成小火，继续煮1小时左右至食材熟透。

（4）揭盖，用勺子搅拌均匀。

（5）关火后将煮好的粥盛出，装入备好的碗中即可食用。

榛子小米粥

材料：榛子仁45克，水发小米100克，水发大米150克

做法：

（1）将榛子仁放入杵臼中，研磨成碎末，倒入小碟子中，备用。

（2）砂锅中注入适量清水烧开，倒入洗净的大米，放入洗好的小米，搅拌均匀，盖上盖，用小火煮40分钟，至米粒熟透。

（3）揭开锅盖，搅拌片刻，关火后盛出煮好的粥，装入碗中。

（4）放入备好的榛子仁碎末，待稍微放凉后即可食用。